应急医疗团队临床指南

Good Practices for Medical Emergency Teams

Editor: Angela Grayson
Project Manager: Jan Kendrick
Production Manager: Johanna Harris
Associate Director: Cecily Pew
Executive Director: Catherine Chopp Hinckley
Vice President, Learning: Chuck Macfarlane, F.A.C.H.E.
Contributing Editor: Jaclyn Graham
Joint Commission/JCR Reviewers: Suzanne Boylan, Darlene Christiansen, Roberta Fruth, Laurel Peterson, Laura Smith

Joint Commission Resources Mission

The mission of Joint Commission Resources is to continuously improve the safety and quality of care in the United States and in the international community through the provision of education and consultation services and international accreditation.

Joint Commission Resources educational programs and publications support, but are separate from, the accreditation activities of the Joint Commission. Attendees at Joint Commission Resources educational programs and purchasers of Joint Commission Resources publications receive no special consideration or treatment in, or confidential information about, the accreditation process.

The inclusion of an organization name, product, or service in a Joint Commission publication should not be construed as an endorsement of such organization, product, or services, nor is failure to include an organization name, product, or service to be construed as disapproval.

This publication is designed to provide accurate and authoritative information in regard to the subject matter covered. Every attempt has been made to ensure accuracy at the time of publication; however, please note that laws, regulations, and standards are subject to change. Please also note that some of the examples in this publication are specific to the laws and regulations of the locality of the facility. The information and examples in this publication are provided with the understanding that the publisher is not engaged in providing medical, legal, or other professional advice. If any such assistance is desired, the services of a competent professional person should be sought.

Joint Commission Resources, Inc. (JCR), a not-for-profit affiliate of the Joint Commission on Accreditation of Healthcare Organizations (Joint Commission), has been designated by the Joint Commission to publish publications and multimedia products. JCR reproduces and distributes these materials under license from the Joint Commission.

Printed in the U.S.A. 54321

For more information about Joint Commission Resources, please visit http://www.jcrinc.com

改进医疗质量与安全系列丛书

应急医疗团队临床指南

Good Practices for Medical Emergency Teams

主　译　姜保国　王天兵　徐海林

北京大学医学出版社

图书在版编目（CIP）数据

应急医疗团队临床指南/美国联合委员会编；姜保国，王天兵，徐海林译. —北京：北京大学医学出版社，2009.1

书名原文：Good Practices for Medical Emergency Teams

ISBN 978-7-81116-647-7

Ⅰ. 应… Ⅱ. ①美…②姜…③王…④徐… Ⅲ. 临床医学—指南 Ⅳ. R4-62

中国版本图书馆CIP数据核字（2008）第160332号

北京市版权局著作权合同登记号：图字：01-2008-3968

应急医疗团队临床指南

主　　译：姜保国　王天兵　徐海林

出版发行：北京大学医学出版社（电话：010-82802230）

地　　址：（100191）北京市海淀区学院路38号 北京大学医学部院内

网　　址：http：//www.pumpress.com.cn

E - mail：booksale@bjmu.edu.cn

印　　刷：北京瑞达方舟印务有限公司

经　　销：新华书店

责任编辑：陈　然　　**责任校对**：杜　悦　　**责任印制**：郭桂兰

开　　本：787mm×1092mm　1/16　　**印张**：7.25　　**字数**：174千字

版　　次：2009年1月第1版　2009年1月第1次印刷

书　　号：ISBN 978-7-81116-647-7

定　　价：23.80元

本书由
北京大学医学部科学出版基金
资助出版

关注患者安全
提高医疗质量

韩启德
二〇〇八年九月

中文版序

美国医疗机构评审联合委员会（Joint Commission on Accreditation of Healthcare Organizations，JCAHO）是美国国内实施医疗机构评审的专业组织，在对美国医院进行认证的过程中，美国医疗机构评审联合委员会（JCAHO）积累了丰富的实践经验，建立了完善的理论体系。JCAHO下设的美国联合委员会国际部（Joint Commission International，JCI）是一个独立的非营利性、非政府机构。JCI由医疗、护理、行政管理和公共政策等方面的国际专家组成。自1997年起，JCI为美国本土以外的其他国家或地区提供其制定的医疗机构评审标准。JCI标准包含11个部分、368条标准、1 033个衡量要素，主要针对医疗、护理过程中最重要的环节，如病人获得医疗护理服务的途径和连续性、医院感染的控制与预防、病人及其家属的权利以及健康教育等。

中国作为人口大国，其在卫生领域的任何进步对世界都将产生重要贡献。为进一步推动并完善我国的医疗政策、制度以及医疗质量持续改进，北京大学医学部（PUHSC）与美国联合委员会国际部（JCI）于2007年9月签署了关于共同成立PUHSC-JCI医疗质量研究所的备忘录。研究所将由专家委员会、医疗质量研究部、医疗质量培训部及医疗政策研究部等构成。其目的是共同促进中国医疗行业的质量保证。由PUHSC-JCI医疗质量研究所翻译并出版的由美国联合委员会资源部（JCR）授权的JCI系列丛书，将进一步使我国的医疗机构更好地借鉴JCI先进经验，更好地服务于患者的利益和安全，真正地体现以患者为中心，提高国内医疗机构的医疗服务水平和获得国际同行的认同。

北京大学常务副校长
北京大学医学部常务副主任 柯杨

目　　录

原 版 序

应急医疗团队（medical emergency team，MET），亦称快速反应团队或急症监护高级团队，是目前世界上众多医院中出现的一种新现象。虽然快速为病情恶化的患者提供支持这一观念已不新潮，但以多学科团队现场反应为基础，系统化地实施评估和处理患者，则体现出了显著的差异。

长期以来，临床医师认识到重症患者在发生急症事件前几个小时通常会出现一些细微的或有时可能并不太细微的生理预警征象。通过检查患者的疾病状态或护理过程，确信存在可能会出现意想不到的严重结果，能做到这一点是很困难的。长期以来所建立的获取患者“生命体征”的常规方法，并不能保证及时识别出患者病情的恶化。目前，对医疗保健提供者而言，在人员构成上的变化及他们是否常常在位提供医疗保健的两方面问题导致了在医院里识别患者病情恶化所面临的复杂性。而应急医疗团队的安全网络则会形成一种有组织的反应，从而提高识别和管理患者的能力。

应急医疗团队使医院具备了这样一种潜力，能够在患者出现病情发展最初征象时“拯救”或“抢救”患者，而不是在其病情恶化之后，例如在其心肺功能丧失心跳停止后才对其进行复苏抢救。简言之，这一观念即在患者即将发生危急时就能可靠地检测出早期征兆并快速调动现场的专家团队处理患者。这些应急反应在与患者的主管医师取得联系并针对患者变化中的危急症状采取措施前就开始。如此反应系统的优势在于：（1）减少了计划外的重症监护室入住率；（2）降低了术后死亡率；（3）减少了患者负性事件的发生率；（4）减少了心脏停搏的发生率；（5）提高了患者心脏停搏后的存活率。此外，当存在这样一个安全网络时，能使医务工作者有更强的安全感，从而能够在危机时更好地帮助患者。

本书探讨了建立应急医疗团队的诸多问题，详述了如何建立成功的团队以及监督其表现和结果方面的细节，并描述了维持或优化所取得成功项目的必须要素。本书还包括了一些截至目前最新的，考察推行这些团队的可靠性方面的医学文献综述和成功开展这些项目并在患者监护方面取得明显改善的医院案例。

尽管实行应急医疗团队有诸多好处，但也需要对长期计划进行审核。在匹配患者监护的临床资源以及纷繁复杂的临床情形等方面存在的困难导致了在是否需要建立应急医疗团队上出现了分歧和潜在的问题。某些人士会挖苦地说，应急医疗团队恰恰是医院综合体系在基本医疗保健上的薄弱环节或失败。因此，必须鼓励医院回顾并推行整个医院组织机构的系统变化，来提高监护护理的全过程而不是转变为依赖于安全网络。迄今为止，在考查这些团队的整体成功方面仍有一定程度的主观性和偏倚，但要在各种类型的医院和医疗场所推行这套系统，仍有一些未曾检验过的医院和资源并不充分的例子存在（主要是现场人员）。在完全精确地评估这些项目的整体效应前，还需要进一步的证据和经验支持。

医院员工目前必须认识到安全、质量和效率是不等价的。改善患者状况和优化医院系统等方面的期望最终必须在整个社会水平上反映出各医疗保健系统在文化和行为上的变化。医院的一些创新变化应权衡花费，但有益的变化不能因为需要太多的资源或持续投入而被推迟。应急医疗团队是正在进行的医疗监护改进中一个非常重要的步骤，因为它不仅能为患者带来直接的好处，而且促成并推广了医疗监护体系内的机构系统变化。这些变化是一种更广泛的基础性的变化，它十分重要并最终会为整个健康监护护理过程带来一些必要的调整和改变。

请仔细阅读本书。本书内容丰富，富有价值，对患者也极为有益。在阅读本书的过程中，你可能会发现对于你所在的组织机构更为广泛的变化。最后，我们想告诉本书读者，本书提供的均为对于患者和健康监护护理系统来说是最好的，最能确保患者安全的内容。

Peter B. Angood，MD，FRCS(C)，FACS，FCCM
联合委员会（Joint Commission）患者安全执行官，副主任
急症监护医学会（Society of Critical Care Medicine）2005 年度主任

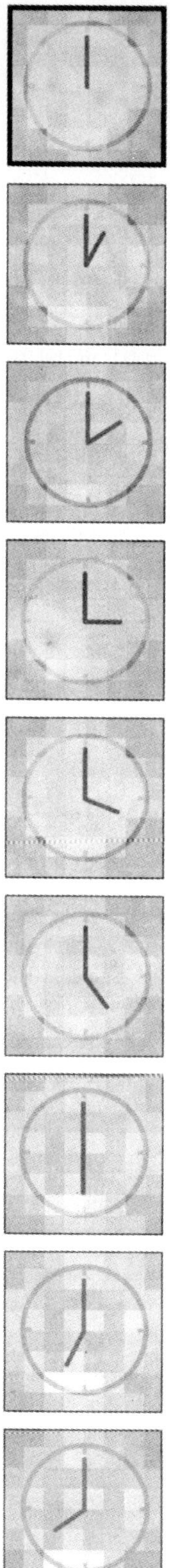

引　言

周三晚上十点钟，护士发现一位患者的病情似乎正在恶化。他的腹痛加重并开始呕吐，呼吸与之前相比也有些困难。护士立即检查了他的主要生命体征，发现他的心率增加到 132 次/分。

考虑到这种情况可能表明病情恶化，护士叫来了主治医生（attending）。主治医生告诉护士给予患者静脉补液和止吐药。一小时之后，补液完毕，但护士发现患者的症状和生命体征并未改善。并且患者开始出汗。

护士再次告知主治医生。主治医生让护士去请住院医生（resident）看病人。当护士告知住院医生（一名第二年住院医生）患者的情况时，住院医生让护士先预约一系列检查并且说当他处理完手头的患者后就会尽快来处理这个患者。

当这一系列检查结果送至住院医生处时已过去一个多小时。看完这些检查结果后，住院医生决定需要和更高年资的住院医生讨论该患者的病情。当他见到更高年资的住院医生时，离患者第一次表现出病情恶化征兆已过去了三个多小时。在住院医生到达患者病房前，这名患者突然出现了心跳骤停，抢救团队被紧急召唤来。抢救团队对患者成功进行了心肺复苏，但患者遗留有明显的心肌损害，并且需要在医院的重症监护室（ICU）多住 3 周。

在上述场景中，哪个环节出现了错误呢？从技术角度讲，并无不当之处。护士、主治医生和住院医生都遵守了医院的诊疗常规，并尽其所能，迅速做出了反应和处理。但患者还是出现了心跳骤停。因此我们必须提出这样的疑问：上述场景能避免吗？

研究显示，住院患者所发生的急症情况很少像想象中的那样突然。事实上，大多数急症情况在出现前 6～8 小时就可能在临床上表现出各种各样恶化的征兆[1,2]。因此，发生在重症监护室以外的心跳骤停事件中，近 78%是可以避免的。导致这些心跳骤停事件的原因包括在告知医生以及医生作出相应处理方面发生了延误，还包括实验室检查不及时[3]。

大多数医院和医疗中心都配备了抢救团队，尽管抢救团队能够帮助挽救患者生命，但他们所能做的仅仅是在当患者出现了呼吸心跳骤停时对患者进行心肺复苏。尽管住院患者发生的心跳骤停中有 44%能够被成功复苏，但是仅有 17%能顺利出院[4]。除此之外，复苏后的患者与没有发生过心跳骤停的患者相比，需要留在医院或接受更全面且更长时间的治疗。

为了能够在患者出现病情加重征兆时而不是发生心跳骤停时进行干预，越来越多的医院开始努力建立应急医疗团队（medical emergency team，MET）。应急医疗团队也被称为早期识别和反应团队（early recognition and response team，ERRT）、医疗反应团队（medical response team，MRT）、快速反应团队（rapid response team，RRT）或心肺复苏团队，它是由一群具有急症医学专科知识的医生组成，能够从一开始就迅速对患者进行评估、提出治疗建议或给予相应干预措施来防止心跳骤停事件的发生。

应急医疗团队的历史

应急医疗团队的概念在 20 世纪 80 年代诞生于澳大利亚。1999—2001 年间在 Melbourne's Austin and Repatriation 医学中心进行了关于应急医疗团队有效性的第一项临床对照试验，结果显示应急医疗团队的应用使得负性事件的发生率下降 50%，术后医院患者死亡率下降 36.6%[5]。

从那时起，大量其他的研究证实了应急医疗团队的优势，它能够降低意外入住重症监护室的发生率、降低术后死亡率、减少负性事件和心跳骤停事件，并能够提高心跳骤停发生后的存活率。例如，许多研究表明应急医疗团队使重症监护室外发生的心跳骤停事件的发生率降低 50%[6]，术后死亡率降低 37%[7]，运送至重症监护室前心脏事件的发生率降低30%～40%[8]。

应急医疗团队是一种飞速发展的理念

应急医疗团队取得了许多有记载的的成功案例，很重要的原因是由于医疗保健改善研究所（Institute for Healthcare Improvement，IHI）作为最初的 6 个发起者之一，在 2004 年 12 月的 10 万人运动中建立了快速反应团队（更多信息参见工具条Ⅰ-1）。6 个发起者希望应急医疗团队能产生巨大的影响，并具有每年拯救美国医院里多达 6 万人的潜能[9]。

不论其员工曾接受过多好的训练以及资质如何，几乎每个医院都能从应急医疗团队中获益。未能在关键的 6～8 小时的时间窗内成功挽救患者的生命并不是个人的错误或疏漏。正如上述例子那样，医生和护士都遵守了医院的诊疗程序，但在某些情况下，联系到医院中适合的医生、获取实验室检查的结果并且实施医嘱可能会花费太长时间而不能预防患者发生心跳骤停事件的发生。

此外当患者情况危急时，传统的应急方式（也被称为逐级呼叫）并没有被证明如它们所需要的那样有效。通常，由于呼叫的不是特别的专业人员而是根据工作头衔或科室部门来呼叫，逐级呼叫并不能保证总能做出迅速的反应。另外，需要进行多个电话呼叫来集合所有必要的成员。甚至于，当所需要的员工尽可能快速地到达患者床边时，形成了一种“特别的”团队，他们相互之间不能以一种协调的有组织的方式来工作，各成员没有清晰明确的角色定位和职责[10]。

工具条Ⅰ-1. 医疗保健改善（IHI）10万人运动的研究

IHI是一个旨在改善全世界医疗保健水平的非盈利的组织。建立于1991年，以剑桥、麻省为基地，旨在改善患者医疗保健，IHI孕育并推进了许多革新的观念，并将其付诸实践。

IHI的10万人运动是一项涉及美国医院的创举，允诺在患者护理方面实现新的变化，并证明这些变化能够改善患者护理水平以及预防本可避免的死亡。据IHI的观点，一项在大范围实行的新的干预处理方式，能够在接下来的18个月和之后的每年中避免10万人死亡。这些干预处理描述如下：

- 开展快速反应团队［也被称为应急医疗团队］……在患者出现情况恶化的最初征兆时。
- 为急性心肌梗死患者提供可靠的、有循证医学依据的医疗服务……来避免心跳骤停事件所导致的死亡。
- 预防药物不良反应（adverse drug event，ADE）……通过推行药物协调使用。
- 预防中心性感染……通过推行一系列相互依赖的、有科学根据的步骤被称为“中线束（central line bundle)”。
- 预防外科手术部位的感染……通过提供可靠正确的术前护理。
- 预防呼吸机相关性肺炎……通过推行一系列相互依赖的、有科学根据的步骤被称为“呼吸机束(ventilator bundle)”。

作为这项运动的一部分，IHI正在向各机构组织推广改善的工具并对所需要的花费给予支持，希望更多的组织机构共同来参与这项运动。如果想要获取更多信息，请访问 http：//www. ihi. org。

来源：Institute for Healthcare Improvement：100*K Lives Campaign*：*Overview*.
http：//www. ihi. org/IHI/Programs/Campaign/Campaign. htm? TabId=1（accesed July 18，2006）.

应急医疗团队是如何工作的

如前所述，应急医疗团队是一个由受过特殊训练的，能在医院其他护理人员发现患者出现病情恶化征兆时迅速作出反应的医务人员所组成的团队。应急医疗团队的目标并不是取代医生或护士管理患者的责任，而是重点在于迅速完成需要的工作来防止患者病情进一步恶化，避免心跳骤停事件的发生。

到达患者身边后，应急医疗团队的工作如下：

- **评估患者情况。**应急医疗团队通过和患者的主管医生讨论患者的情况，识别问题所在，评估症状的严重程度，对患者进行检查和询问以获取更多有关症状的信息，回顾患者任何可能导致这次情况发生的住院记录。
- **稳定患者情况。**识别出患者存在的问题后，应急医疗团队会按照已建立好的临床规程迅速治疗和（或）稳定患者的情况。
- **不同的救治者间通力合作。**在告知主治医生、医院管理者和（或）低年资医师具体情况前，应急医疗团队将会和护士以及其他医疗人员一起协作，准备患者必要的病程资料。
- **对护理人员进行教育培训和支持。**通过回顾与护士（或提供护理服务的其他人员）的电话交流，应急医疗团队对护士进行急症情况方面的教育培训，这将有助于他们将来在患者出现情况时如何选择医疗服务提供重要信息。
- **必要时辅助将患者运送至更高级别的治疗区例如重症监护室。**如果患者的情况需要更高级别的治疗，应急医疗团队将会按照相关规程帮助医疗人员将患者转至监护病床或 ICU。

如何建立应急医疗团队

尽管建立应急医疗团队有很多方法，但其中有一些是成功建立应急医疗团队过程的常规步骤。例如，完整的计划对于应急医疗团队的成功建立至关重要。医院必须确保在筹划过程中吸纳了合适的人员，决定团队的正确架构和选择合适的人员来实施计划。除此之外，应急医疗团队的临床决定必须是在医生、护士和其他医疗服务人员交流后做出。医院里一个或更多项目的较高职位人员拥护该计划，能够帮助该过程更顺利进行。

在发展应急医疗团队前分析医院特异性的资料将会利于医院建立更适合本院患者需要的团队。在分析过程中需要回答的问题包括：这些资料是否显示专科患者（如儿科患者或老年患者）最需要这些服务或是否大多数心跳骤停事件源于某种特殊情况或问题。寻找建立的模式能够帮助建立适合医院患者需要的应急医疗团队项目。

筹备组织在建立应急医疗团队应该考虑的其他方面包括以下几方面：

制定应急医疗团队的建立计划和发展团队

一个包括内科医生、护士、呼吸治疗师和管理者的多学科团队应该集合起来共同制订应急医疗团队的成立计划。其他组织也应该被纳入这个团队或者必要时提供咨询服务，这样一个包括临床医生和管理人员的团队在沟通和联系上就显得很容易。一个已经存在的委员会，例如复苏或急症委员会可以是建立应急医疗团队的良好开端。

争取拥护者和获取领导支持

获取医院领导层的支持对于建立任何新项目都非常重要。领导层的支持确保了其他人员认可这个项目是正应该做的事情，对他们及其患者都有利。这个承诺必须明确，而且广泛、清晰地在高层间口头或书面传播。在建立应急医疗团队中，不仅获取高层管理者的支持非常重要，而且获取医生和护士领导层的支持也非常重要。

制订一个执行时间表

医院通常会有许多革新项目占用员工的时间，因此制订一个时间表可以帮助确保应急医疗团队项目能够快速高效地执行。该时间表应该包括工作任务、职责和日期，以确保该计划不会在耗时、繁琐的行政事务和其他事务中被遗忘。

选择应急医疗团队的组织结构

该团队成员在团队中的位置角色必须基于医院目前的文化、需求和资源，可能包括急诊护士、呼吸治疗师、重症医疗师、住院医师、医院管理者和（或）助理医师。

基于团队的规模和患者种类，一些医院除了拥有常规的应急医疗团队外，还有大量专科的应急医疗团队。尽管许多医院可能没有选择建立专科的应急医疗团队，但大多数仍然需要拥有多个团队。甚至小医院也需要至少建立足够团队每天 24 小时覆盖所有的值班。大医院（尤其是那些有多种设施的大学附属的大医院），需要不止一个应急医疗团队在岗以确保能够及时来到患者床边。

选择团队的成员

在确定了团队的组织结构后，不止是简单地挑选各工作岗位的员工。应急医疗团队成员必须满足某些逻辑上的资格，拥有特殊的临床技能，当然也包括某些软技能，以便能高效地为团队服务。需要考虑的一些技能和特质包括可得性、可及性、临床资格、评估患者的技能和交流沟通技能。而最后一项技能尤其重要，因为团队交流的能力是区别高效团队和低效团队的重要指标。团队的成员之间必须能很好地进行交流沟通，也包括其他临床工作者，例如护士和主管医生。例如他们必须能与护理患者的主管医生和护士讨论临床问题而并不质疑或代替后者的主导地位。应急医疗团队成员必须能面对压力且富有竞争力，并拥有很好的解决冲突的能力，在团队和其他临床工作者产生分歧时能很好地处理。

此外，应急医疗团队成员必须是良好的教育者。应急医疗团队项目的额外好处是能够帮助其他护理人员并培养他们进行病情评估和急症护理技能，因此，团队的成员必须能够向主管医生和护士解释对患者实施的干预处理和这些处理的原因，而不是被动地提供信息。

为了能够找出满足这些条件的人员，各组织应该考虑那些和护理人员日常接触的护理管理者、医生管理者和其他部门领导的建议。其他临床工作人员可能也会推荐他们认为合适的人选。医院可能也会考虑寻找志愿者，尽管是否志愿不应该成为应急医疗团队成员挑选的唯一标准，但那些志愿加入该团队的人员将会非常有价值，因为那些对应急医疗团队的使命抱有极大热情的人员通常会利于推动团队的进步。

确定团队的角色

在选定了应急医疗团队成员后，为了利于团队的功能和管理，他们在团队中的职责和职务就应该被确定下来。每个团队成员的角色必须明确，这样在患者需要时就不会有问题出现。

选择启动应急医疗团队的准则

尽管鼓励护理人员在发现患者的情况可能恶化时可以随时呼叫应急医疗团队，但仍然有一套特殊的临床指南作为非常重要的工具来帮助护理人员识别何时应急医疗团队才是必需的。这些指南在帮助医务人员意识到患者临床情况恶化的早期征兆方面也非常有价值。也许呼叫应急医疗团队的最重要时刻是当护士或其他医疗护理人员感觉患者的情况似乎不对劲时，那些和患者每天密切接触的人（尤其是那些有多年经验的人）通常知道何时患者的情况开始恶化，尽管这时患者的生命体征可能并没有显示出明显问题[11]。

尽管大多数医院选择制定临床标准的详细列表，一些医院则避免提供特殊详细的标准而只是提供指南例如“心率的急性变化”和“呼吸频率的急性变化”[12]。这种方法背后的考虑是鼓励护理人员，一旦他们认为患者的情况在恶化时就呼叫应急医疗团队，而不是等到患者的生命体征达到特殊的标准时。其他医院认为这种及时的呼叫是通过确立“任何认为患者需要的时候”的呼叫准则来实现的。

制定呼叫应急医疗团队的步骤

应急医疗团队的优势之一在于它是一种回应医疗急症或未知情况的系统性的方法。因此，制定这个系统的程序和步骤来保证所做出的回应是协调、有效和高效的就显得非常重要。发展这个系统时，所应考虑的问题包括如何启动团队、如何评估团队、团队如何回应患者的需要，以及他们如何与医生和其他员工进行沟通。

教育培训员工

在执行应急医疗团队工作前教育培训员工能够很大程度上帮助这个项目获取成功。医生、其他医疗人员和任何参与激活这个团队的其他员工（例如电话接线员和部门主管），必须清楚应急医疗团队将要做什么和为什么要做。反映应急医疗团队如何有利于患者的一般信息和组织特异性的信息能够帮助每个人理解应急医疗团队的总体目的。激活应急医疗团队的任何人也必须通过应急医疗团队的程序和过程的培训。培训的目标应该是让这些程序在员工中都相互联系，这样他们所需要做的就是本能地在他们认为合适的时刻呼叫应急医疗团队。员工必须认识到等待太长时间后再呼叫应急医疗团队可能比没有呼叫应急医疗团队的结果更糟。

除了一般培训外，应急医疗团队成员还应该接受关于如何回应呼叫，如何使用文档工具，如何有效地交流，以及他们应该做出怎样的回应和处理，例如处理程序和特殊的指令方面的特殊培训教育。

工具条Ⅰ-2. 情况、背景、评估和建议

本书中所提到的各组织机构中，许多使用 SBAR（Situation，Background，Assessment，and Recommendation［情况、背景、评估和建议］）交流技巧来确保在应急医疗团队、基层护士和主管医生间有效的交流和理解。这种交流方式产生于 2004 年，在全美医疗保健机构中广泛推行，它提供了一种在医疗保健团队成员间交流患者情况的框架。它解答了几乎所有的问题，避免了不同团体间形成不同的设想。

这种只取首字母的缩写词 SBAR 代表了交流者应该提供的四部分信息：

- 情况。例如，当他或她进入患者病房中时，交流者观察到了什么情况，“史密斯先生，我打电话是因为您的患者，他的尿量已经减少了一半”。
- 背景。为什么这个患者出现在这个医院的这个位置。“他是一位今天下午 3：30 接受了结肠切除术的 80 岁老人”。
- 评估。患者的生命体征和（或）交流者通过体检发现了什么情况：“他的血压由 130/80 下降到了 110/70，他的心率由 65 增加到了 90”。
- 建议。员工认为这个患者都发生了些什么，以及他或她认为应该采取什么措施。“我认为这个患者现在处于脱水状态，应急医疗团队必须增加他的液体量”[13,14]。

尽管以这种方式交流将会很快成为应急医疗团队成员的第二本性，一些组织发现使用 SBAR 表格非常有价值，至少对于应急医疗团队的早期阶段。

发展数据收集系统

为了帮助收集应急医疗团队呼叫的数据和文档，筹备组织应该考虑建立一个文档工具，记录每一个应急医疗团队呼叫的必要信息，以利于分析结果和过程，临床信息放置在每个患者相应的表格中提供给医生，并且可以为员工提供反馈。筹备组织应该考虑收集逻辑数据（包括日期、时间和呼叫的时间长短）和患者的信息（包括人口学信息和结果）。

为了衡量员工对应急医疗团队的满意度，许多医院吸纳护士和医生以呼叫后回顾的方式参与应急医疗团队呼叫。这样可以帮助应急医疗团队保证有效地满足临床人员和他们患者的需要。

数据共享

任何有关应急医疗团队呼叫的信息应该在管理人员、医生、护士和应急医疗团队成员间共享。其特殊意义在于，尤其是在这个项目的初期，可以将执行前的数据和执行后的数据比较以清楚地证实应急医疗团队是如何帮助医院挽救患者的生命。可能用于比较的一些“之前和之后”的数据包括如下：

- 总体死亡率
- 发生心肺骤停事件的患者的死亡率
- 存活时间长短
- 负性事件的数量（例如中风和肺栓塞）
- 在 ICU 外发生心跳骤停的数量
- 转至 ICU 的患者数量

当应急医疗团队成员、医生和医院员工开始看到应急医疗团队的影响时，他们就会对这个项目充满热情，呼叫的数量就可能会增加。这些数据也有利于使那些仍抵触这个项目的任何员工信服。这个数据还可以帮助识别应急医疗团队项目所需的任何必要变化。来自于呼叫记录和呼叫后访视的结果能够帮助决定其程序是否需要改进或临床标准方面是否需要修改。

关于本书

《应急医疗团队临床指南》这本书勾画了执行应急医疗团队项目的 8 个医疗机构所经历的路程，讨论了其中每个医疗机构为什么选择执行这个项目以及如何实施执行的过程。这本书也提供了他们所使用的用于员工教育培训、市场规划项目和衡量成功与否的表格和工具。尽管这本书中提到的建议都对每一个组织并不是都适合，但是在此把它们写出来是为了勾勒如何有效地执行和维持一个应急医疗团队的轮廓。

正像之前所提到的，应急医疗团队拥有许多名称。为了更加明确，本书通篇使用 medical emergency team（MET）的术语。这一名称可能是（但也许可能不是）在各组织机构中所通用的名称，但我们仍希望这样可以避免混淆。

致谢

特别感谢以下医疗机构在本书的出版过程中所给予的帮助：Carondelet 健康网络，Cook 县 John H. Stroger，Jr. 医院，Doylestown 医院，Lee 纪念医院，Seton 医疗保健网络，大学医院医疗系统 Richmond Heights 医院，Pittsburgh 大学医学中心 Presbyterian 大学医院，以及 Providence Alaska 医学中心。

特别感谢 Suzanne Boylan，Darlene Christiansen，Roberta Fruth，Laurel Peterson，Cecily Pew 和 Laura Smith 的评论和审校。感谢 Julie Chyna 对本书出版的重要贡献和 Kathleen Vega 对本书成文所付出的勤奋和耐心。

参考文献

1. Franklin C., Mathew J.: Developing strategies to prevent in hospital cardiac arrest: Analyzing responses of physicians and nurses in the hours before the event. *Crit Care Med* 22: 244-247, Feb. 1994.

2. Schein, R. et al.: Clinical antecedents to in-hospital cardiopulmonary arrest. *Chest* 98:1,388-1,392, Dec. 1990.

3. Hodgetts T., et al.: Incidence, location, and reasons for avoidable in-hospital cardiac arrest in a district general hospital. *Resuscitation* 54: 115-123, Aug. 2002.

4. Peberdy M.A.: Cardiopulmonary resuscitation of adults in the hospital: A report of 14720 cardiac arrests from the National Registry of Cardiopulmonary Resuscitation. *Resuscitation* 58:297-308, Sep. 2003.

5. Bellomo R., et al.: Prospective controlled trial of effect of medical emergency team on postoperative morbidity and mortality rates. *Crit Care Med* 32: 916-921, Apr. 2004.

6. Buist M.D., et al.: Effects of a medical emergency team on reduction of incidence of and mortality from unexpected cardiac arrests in the hospital: Preliminary study. *BMJ* 324:387-390, Feb. 2002.

7. Bellomo R. et al. in *Crit Care Med* 32: 916-921, Apr. 2004.

8. Goldhill D.R. et al.: The Patient-at-Risk Team: Identifying and managing seriously ill ward patients. *Anesthesia* 54: 853-860, Sep. 1999.

9. Comarow A.: Saving lives: Hospitals have signed on to a six-part plan to avoid a multitude of unnecessary deaths. *U.S. News & World Report*, Jul. 18, 2005.

10. Foraida M.I., et al.: Improving the utilization of medical crisis teams (Condition C) at an urban tertiary care hospital. *J Crit Care* 18: 87-94, Jun. 2003.

11. Cioffi J.: Nurses' experiences of making decisions to call emergency assistance to their patients. *J Adv Nurs* 32:108-114, Jul. 2000.

12. How a medical response team can help patients before they code. *Today's Hospitalist*, Nov. 2004.

13. Leonard M., Graham S., and Bonacum D.: The human factor: the critical importance of effective teamwork and communication in providing safe care. *Qual Saf Health Care* 13: 85-90, Oct. 2004.

14. Ratner T.J.: On the way to saving 100,000 lives. *Nurse Week*, Jul 18, 2005.

案例 1：

Carondelet 健康网络

当 Carondelet 健康网络参与到 IHI 10 万人运动的研究中时，该组织经过仔细考虑了它究竟想争取其中哪个项目。它决定选择能够相对较快开展并且对患者护理有最大影响的项目。在回顾并讨论了应急医疗团队的有关文献资料后，该组织决定主动推行应急医疗团队，并在其三所医院中的两所发展这样的团队。

在推行应急医疗团队计划前，Carondelet 向医生和护士们展示了源自某些文章的数据，证实在心跳骤停发生前通常已经出现了一些细微的生理变化，持续可达 8 个小时。Carondelet 圣约瑟夫医院急诊科和 ICU 主任 Maggie McClellan 说："在我们向医生和护士们展示了患者发生严重情况之前的征象和应急医疗团队所能够带来的影响方面的数据资料后，就不难使每个人都加入到这个项目中来。"

建立应急医疗团队

圣约瑟夫医院和圣玛丽医院的应急医疗团队由以下几名成员组成：1 名专职 ICU 责任护士，她是该团队的领导，通常没有管理患者的职责；1 名呼吸治疗师，当没有应急医疗团队呼叫时，他可以救治其他患者；1 名临床病房监管者。该团队实行轮班制度，5 名 ICU 责任护士和 3 名呼吸治疗师共同完成一整周的所有值班任务。"当某个成员应该休假时，我们会相应并调整其他 ICU 护士作为后备来补上"。

在决定该团队的组成时，Carondelet 认为 ICU 责任护士在理论上应该作为该团队的领导。McClellan 说："她们了解 ICU 中发生的一切，什么资源可以使用，同时她们也了解临床问题。"除此之外，在与医生交流有关患者的评估时，她们也感到非常舒服，并且和其他成员相处的也非常融洽。

"基于 IHI 的研究，我们估计该团队每个月可能接到 15～20 个呼叫，因此我们在使用现存成员时十分合适。我们在应急医疗团队的第一年，每个月平均 19 个呼叫，因此到这个财政年我们平均每个月接到 23 个呼叫。"McClellan 说，"现在我们不需要再增加人员，因为这样会增加花费。"

案例一瞥

医疗机构的名称

总部位于 Tucson，Arizona 的 Carondelet 健康网络是一个拥有三所医院的医疗系统，是 Ascension 医疗系统的成员，而后者是一个很大的全国性的由教会资助的非营利性健康医疗系统。Carondelet 的两所医院——圣玛丽医院和圣约瑟夫医院——推行了应急医疗团队计划。圣玛丽医院的该团队被命名为评估急救团队（ART），圣约瑟夫医院的该团队命名为高级临床评估团队（ACAT）。圣玛丽医院是一所拥有 393 张病床、提供全套服务的医院，圣约瑟夫医院是一所拥有 301 张病床的医院。而第三所医院，Holy Cross 医院，是一所拥有 80 张病床的医院。该医院基于其服务性质和医院的规模，决定不实行应急医疗团队计划。

应急医疗团队项目的有趣之处

如果患者的主管医生或后备者不能立即赶到，为了确保对患者的需求快速做出反应，Carondelet 建立了应急医疗团队所执行的处理程序。这些程序是和主管医生保持紧密联系的，并获得了医疗执行委员会的批准。

积累的经验

Carondelet 通过学习了解到，院方领导层和医生的支持对于应急医疗团队项目的成功是至关重要的。医生们简单的认可和对该计划行动上的支持，可以帮助获取其他医疗工作者的拥护，并促进该项目造福于患者。此外，护理部副主任出席启动指导委员会会议，也显示出项目所获得的行政支持。应急医疗团队计划总是在高层管理会议上进行讨论，该团队获取成功的日常数据资料也被呈现给高级领导者。

结　果

Carondelet 测定其应急医疗团队计划所获得的成功的一种方法是通过衡量死亡率。2005—2006 年，圣玛丽医院和圣约瑟夫医院的患者死亡率均下降了 6%。

应急医疗团队如何运行

各内（外）科病房的护士和其他护理人员在发现患者的心率、收缩压、呼吸频率、氧饱和度或意识发生了某种细微或急性变化，或她们认为患者的情况在恶化时，可以呼叫应急医疗团队。“我们希望能够使呼叫原则尽可能普及化，以确保我们能够捕捉到所有需要我们这个团队去探视的内（外）科患者。” McClellan 说道，“我们为护士们制定了可能需要呼叫的症状类型的简报，但是我们也强调了当他们感觉到情况不对时也应该进行呼叫。”

激活应急医疗团队

Carondelet 的临床工作者们使用一种通过佩戴在颈部周围的装置来激活呼叫系统。为了和应急医疗团队取得联系，呼叫者拨“0”接到接线员并且提供需要帮助的病房的位置，然后接线员向应急医疗团队成员佩戴的装置发送必要的信息。以月为单位，接线员保留有应急医疗团队呼叫日志，来追踪呼叫的位置和数量。这个日志和应急医疗团队呼叫档案来进行对比，确保所有的呼叫都被进行处理。

工具条 1-1. 快速地执行维持了团队成员的支持

员工们有时会对所谓的"新想法"表现出厌倦。他们中许多人都曾经亲历所在机构投注巨大精力和热情于某个项目，然后在错过一系列的截止时间后机构放弃了，这些项目逐渐流产。快速发展和执行过程能够向员工们展示出所在机构在该项目上的重视水平。"我们能够与 ICU 护士共同努力工作使应急医疗团队项目得到快速运转，这样它就不会像其他项目那样花费太长的执行时间。" McClellan 说道，"我们努力工作来保持动力，并且能在启动后 6 个月内开展这个项目。"在第一个月，应急医疗团队仅仅能从早上 7 点至晚上 7 点，但第二个月，它就扩展到一周 7 天 24 小时工作制。"因为这个项目旨在挽救患者的生命，所以没有什么理由来浪费患者的时间。" McClellan 说。

当该团队到达患者床边时，患者的初级保健医生应该也被叫至床边。如果该医生没有回复呼叫，将会呼叫他指定的后备者。当这些人员都无法联系到时，医院还设置有一名医师来提供必要的指导和帮助。

在等待患者主管医生的回复的同时，为了防止病情的进一步恶化，应急医疗团队会对患者进行评估，并且可能会实施一些批准前的干预或处理，包括进行某些实验室检查、给予特殊药物、提供特殊的呼吸支持和将患者转至 ICU（图 1-1、图 1-2 和图 1-3）。

Carondelet 员工与医生共同工作来制定医疗执行委员会批准的诊疗程序。这些委员会包含了该组织中来自所有医疗专科的代表，并且每一个代表就其专业来讨论应急医疗团队以及诊疗程序。为了进一步培训团队中的医生，该组织发表了关于应急医疗团队的时事通讯文章，强调其目的和重要性并且解释它如何工作。

记录这些呼叫

团队成员使用一种表格来追踪呼叫的数据资料，例如呼叫原因、呼叫时间、反应时间和花费在患者上的时间。最初，这个表格是一种帮助团队收集一些基本信息的单张纸工具。后来，医院将这个表格修订为多联表。一联放置在患者的病案中，而另一联送至质量部门来收集数据资料。这个扩展的表格也包括团队最初制定了何种程序和患者的治疗效果方面的细节（图 1-4）。"这是一个正在进行的分析过程。" McClellan 说道，"我们回顾了我们每个月收集的信息来观察这项计划的进展，并评价我们是否需要为团队提供一些额外的资源。"

呼吸状态改变的处理程序

状态

病史记录

- 前、后的呼吸音
- 脉搏氧饱和度
- 意识水平
- 呼吸运动
- 言语交谈的能力
- 症状的持续时间
- 对于目前治疗、用药的反应

背景

- 回顾患者的病史，住院的原因，诊疗过程，干预处理方式
- 回顾药物过敏史，所用的药物及用药时间

处理

- 摆好患者的体位使更利于呼吸
- 脉搏氧饱和度，由于 CO_2 潴留予以 88%～92%的 O_2，否则>92%的 O_2
- 动脉血气
- 最初如果没有合适的静脉入量，以 25ml/h 的速度静脉滴注生理盐水
- 实验室检查（全血细胞计数，CMP）
- 鼻导管/口腔导管吸引
- 痰培养
- Foley
- 如果有必要，行 SVN
- Stat PCXR
- 如果有必要，转科

建议

- 咨询呼吸科医生
- 胸部螺旋 CT
- 如果可以的话，进行利尿

文档记录

- 护士在需要应急医疗团队时 ACAT 反应应记录在患者的病程日志中
- 在 ACAT 反应表格中记录状态、背景、评估和建议
- 在 ACAT 指令表格中记录所采取的处理和患者的反应
- 在患者的护理干预记录表格中记录主管医生的医嘱和反应
- 在用药记录中记录所使用的药物

图 1-1. 在等待患者主管医生的指导时，应急医疗团队成员使用该处理程序指导如何应对患者呼吸状态改变并满足其需要。

来源：Carondelet 健康网络，经许可使用。

意识水平改变的处理程序

状态

病史记录

- 唤醒患者所需要的刺激
- 醒后患者的行为/对周围环境的定向力
- 患者的语言反应
- 患者的运动反应
- Glasgow 昏迷评分
- 瞳孔对光反射
- 患者的生命体征

背景

- 回顾患者的病史，住院的原因，诊疗过程，干预处理方式
- 回顾药物过敏史，所用的药物及用药时间

处理

- 脉搏氧饱和度，由于 CO_2潴留予以 88%～92%的 O_2，否则>92%的 O_2
- 实验室检查/POC 检验
- 动脉血气
- 血糖：如果有必要，应用 50%葡萄糖或胰高血糖素
- 实验室检查：全血细胞计数，CMP，凝血酶原时间，部分凝血酶原时间，血清乳酸
- 如果有必要，血/痰/尿培养
- 最初如果没有合适的静脉入量，以 25ml/h 的速度静脉滴注生理盐水
- 心电图：如果有必要，应用阿托品
- 停用所有的麻醉剂、镇静剂（控制 PCA 持续/间歇输注和硬膜外，去除芬太尼片剂）
- 停用抗凝药
- 如果有必要，转科

建议

- 咨询专科医生（如果情况允许，咨询神经科、心脏科和呼吸科医生）
- 脑部 CT

文档记录

- 护士在需要应急医疗团队时 ACAT 反应应记录在患者的病程日志中
- 在 ACAT 反应表格中记录状态、背景、评估和建议
- 在 ACAT 指令表格中记录所采取的处理和患者的反应
- 在患者的护理干预记录表格中记录主管医生的医嘱和反应
- 在用药记录中记录所使用的药物

图 1－2. 在等待患者主管医生的指导时，应急医疗团队成员使用该处理程序指导如何应对患者意识水平改变并满足其需要。

来源：Carondelet 健康网络，经许可使用。

心脏状况改变的处理程序

状态

病史记录

- 心率和心律
- 有无胸痛及持续时间
- 呼吸状态的评估
- 尿量
- 患者的生命体征（包括双侧上臂血压，如果可以耐受，还包括直立位血压）

背景

- 回顾患者的病史，住院的原因，诊疗过程，干预处理方式
- 回顾药物过敏史，所用的药物及用药时间

处理

- 心脏监护
- 12 导联心电图
- 最初如果没有合适的静脉入量，以 25ml/h 的速度静脉滴注生理盐水
- 脉搏氧饱和度，由于 CO_2 潴留予以 88%～92%的 O_2，否则>92%的 O_2
- 实验室检查：全血细胞计数、CMP、镁、磷酸盐、肌酸激酶及同工酶、肌钙蛋白、Type 和 Screen/Type 和 Cross，凝血酶原时间，部分凝血酶原时间
- Foley

低血压

- 注射液体：30 分钟内注射 500ml 生理盐水（可重复 1 次）
- 多巴胺 400mg/250ml D5W-静滴至平均动脉压 60 或收缩压 90：转至 ICU
- 体温>38℃：血培养、血清乳酸、尿培养、痰培养、PCXR

心动过速

- 阿托品 0.5～1mg，1 分钟内静脉给入
- 经皮植入起搏器：通知医务部门，转至 ICU

胸痛

- 硝酸甘油 0.4mg 舌下含服（可每 5 分钟重复 2 次）
- 如果有必要，转科

建议

- 咨询心脏科医生
- 辅助血管加压药物：多巴胺、去氧肾上腺素、左旋去甲肾上腺素、血管加压素
- 控制心率/心律：地高辛、美托洛尔、地尔硫䓬（注射/点滴）、胺碘酮（注射/点滴）
- 电解质管理：替代镁、钾

文档记录

- 护士在需要应急医疗团队时 ACAT 反应应记录在患者的病程日志中
- 在 ACAT 反应表格中记录状态、背景、评估和建议
- 在 ACAT 指令表格中记录所采取的处理和患者的 kardex
- 在患者的护理干预记录表格中记录主管医生的医嘱和反应
- 在用药记录中记录所使用的药物

图 1-3. 在等待患者主管医生的指导时，应急医疗团队成员使用该处理程序指导如何应对患者心脏状况改变并满足其需要。

来源：Carondelet 健康网络，经许可使用。

团队成员的培训

McClellan 认为，应急医疗团队成员并不需要任何额外的临床培训，因为他们已经接受过强化训练来完成他们日常的急症监护职责。然而，他们还需要在程序和应用工具以及团队如何运转方面进行培训。“多年来，ICU 的护士一直在非正规的基础上在护理单元评估患者，因此所选择的团队成员在提供 ICU 外的护理方面是很得心应手的。”McClellan 说。为了保证团队的正常运行，团队成员接受了交流训练，这样呼叫应急医疗团队就具有提供教学机会的意义，而不会成为呼叫者的惩罚经历。

护士的培训

为了帮助其他员工建立应急医疗团队项目的意识，Carondelet 采取了大量措施，包括制作和粘贴团队的标志，使用团队的标志，以及鼓励护理管理者和指导者就该项目与他们的员工进行交流。

为了进一步培训员工，该组织正在计划开展一项培训会来提高成员们关于患者细微临床变化的认识。“我们拥有一些新毕业生，他们在识别患者模棱两可的症状和体征方面经验有限，他们会呼叫应急医疗团队。我们会为所有的护士成员提供进一步的培训来帮助解决这个问题。”McClellan 说。

评价这些结果

自从推行该项目以来，该组织观察到了其两所医院的死亡率下降了 6%。“这个下降并非完全归因于应急医疗团队。我们还推行了其他的项目来促进我们的护理输送系统。这样的例子包括急性心肌梗死、社区获得性肺炎、血糖控制和败血症，而中线和交流新项目共同导致了该死亡率的下降，”McClellan 说，“我们奠定了该项目的好基调，我们知道我们能够拯救更多患者的生命。”

文档记录表格

日期： **ACAT 呼叫时间：** **位置/病区：**

呼叫标准

呼吸窘迫 呼吸道危急	心率/血压急性变化	尿量急性变化	神志急性变化
□ 呼吸频率>30* □ 呼吸频率<6 □ 可闻及干啰音 □ 可闻及喘鸣 □ 氧饱和度__（<90%） □ 对 tx 无反应	□ 收缩压<90* □ 心率<40 □ 心率>130 □ ______ □ ______ □ 对 tx 无反应	□ 4 小时尿量<50ml □ ______ □ ______ □ ______ □ ______ □ 对 tx 无反应	□ 神志降低 □ 新发混乱 □ 言语混乱 □ 过度镇静 □ ______ □ 对 tx 无反应
难以控制的疼痛	**难以控制的出血**	**其他**	**其他**
□ 尽管应用疼痛药物 □ ______ □ ______ □ 对 tx 无反应	□ 突然无法解释的出 □ 血>___ml □ ______ □ 对 tx 无反应	□ ______ □ ______ □ ______ □ 对 tx 无反应	□ ______ □ ______ □ ______ □ 对 tx 无反应
□ **担心患者**		*所有三个核查提示需要败血症程序	

ACAT 团队给予的干预处理

□ 给予氧气__ □ 重复氧饱和度__ □ 动脉血气 □ 吸引 NT/OT □ 测定肺活量 □ 非侵入性呼吸机 吸气相气道正压通气__ 呼气相气道正压通气__	□ 12 导联心电图 □ CxR □ 多巴胺 □ 阿托品 □ 地尔硫䓬 □ 硝酸甘油 □ 氟马西尼注射剂 □ 外源性起搏器	□ Foley 导管 □ NG 管 □ 静脉注射液 □ 氯化钾 □ ______ ______ ______	□ 葡萄糖水平 POC □ 开放静脉通道 □ 镇痛麻醉药 □ 葡萄糖注射液 □ 胰高血糖素 ______ ______
□ 插管 □ 机械通气	□ 呼叫初级提供者@： □ 呼叫医学博士会诊@：	回应呼叫时间： 回应呼叫时间：	

进展记录：

快速反应团队反应时间：______分钟　　病房花费时间：______分钟

（测量从呼叫开始到所有团队成员到达）

患者结果： **团队成员回应呼叫：**

		签名：
□ ACAT 干预后稳定仅维持在 rm：______ □ 需要转至急症监护 □ 蓝色警报 □ 患者死亡 □ 患者送至手术室	打印姓名： 病房号： 病房号： RT： 初级护理病房号： 其他：	

设备和员工是必要的吗？□ Yes □ No 描述：

这些程序对该患者足够吗？□ Yes □ No 描述：

Carondelet 健康网络 **Ascension 医疗系统成员** **ACAT 文档记录**	患者标签

白色联用于记录　　黄色联用于质量管理　　06.02.13 rev：06.03.13

文档记录表格（续）

日期		病区提供者		ACAT呼叫时间	
病区		呼叫状态		ACAT到达时间	
				ACAT处理时间	
				患者安排	

Adm诊断	
诊断原则	
程序日期	

时间	血压	脉搏	呼吸频率	体温	氧饱和度

情形

呼吸频率>24或<8	
动脉氧饱和度下降	
意识水平变化	
血压变化20	
脉率变化20	
尿量下降<30ml/h	
患者c/o疼痛增加	
员工担心患者	

其他发现

背景

评估

建议

护士监管者记录

签名

重症监护注册护士 ____________

呼吸治疗师 ____________

通知的医学博士

初级保健医生 ____________

呼叫时间: ______ 医学博士回应呼叫时间: ______

医学博士会诊 ____________

呼叫时间: ______ 医学博士回应呼叫时间: ______

ACAT文档记录表格 草表	患者标签 2005.05　修订05.3.13，05.4.19，05.11.21

待续

文档记录表格（续）

ACAT文档记录表格V4

时间	血压	脉搏	呼吸频率	体温	氧饱和度

日期		病区提供者	
病区		呼叫状态	

Adm诊断	
主要程序	
程序数据	

体征

呼吸频率>24或<8		呼叫时间	
氧饱和度下降		到达时间	
意识水平变化			
血压变化20			
脉率变化20			
尿量下降<30ml/h			
员工担心患者			

背景

评估

建议

FU护士监管者记录

危重症监护护士	
呼吸治疗师	

医学博士会诊		
初级保健医师		
	日期	时间

患者标签包括姓名、账号、年龄和住院号

文档记录表格（续）

高级临床评估团队标准指令

日期 **时间** **ACAT提供者**

☐ 转至 ________

诊断（STAT）

☐ 脉搏氧饱和监测
☐ 动脉血气
☐ 12导联心电图
☐ 血糖
☐ 全血细胞计数 ☐ CMP
☐ POC ☐ 钠 ☐ 钾 ☐ 血红蛋白/血细胞比容 ☐ 血糖 ☐ 肌酐
☐ 凝血酶原时间/部分凝血酶原时间
☐ 镁 ☐ 磷酸 水平
☐ 类型&扫描 ☐ 类型&X匹配的2单位细胞
☐ 肌酸激酶同工酶 ☐ 肌钙蛋白 Q6h × 3
☐ 培养 ☐ 痰 ☐ 尿 ☐ 血 （中心___/ 外周 ___）
☐ 血清乳酸
☐ 便携式胸部X片

干预措施

☐ 建立静脉通道 生理盐水@25ml qh TKO
☐ 置入Foley导管
☐ 置入NG管间歇低流量吸引
☐ 经皮起搏
☐ 测定肺活量
☐ NT/OT吸引
☐ 双水平气道正压通气 ________
☐ 测定吸入氧浓度 ☐ 鼻套管@ ________
☐ 呼吸面罩@ ________
☐ 100非呼吸器
☐ 血氧计@ ________

☐ 雾化器
☐ 沙丁胺醇单位剂量（3ml生理盐水中2.5mg）可以重复prn
☐ 外旋肾上腺素单位剂量（2.25% 0.5ml）

☐ 测定吸入氧浓度来保持氧饱和度88%～92%，由于CO_2潴留，否则>92%

药物

☐ 阿托品0.5～1mg大于1分钟内给予
☐ 镇痛麻醉药0.4mg大于15秒静脉给予
☐ 氟马西尼0.2mg大于15秒静脉给予
☐ 50%葡萄糖静脉给予
☐ 胰高血糖素1mg肌内注射（20分钟内可以重复给，如果没有反应必须静脉给予50%葡萄糖）
☐ 硝酸甘油0.4mg舌下含服（可以重复2次，每5分钟）
☐ 镁2g大于2小时静脉给予
☐ 氯化钾10meq和25mg利多卡因静脉给予q1h × 3
☐ 注射液体：30分钟以上给予500ml生理盐水（可以重复1次）

医生签名：

患者标签

图 1－4. 应急医疗团队成员使用这个文档记录工具来帮助记录并跟踪团队呼叫的相关信息，包括呼叫的原因，针对呼叫所采取的行动和呼叫的结果。

来源：**Carondelet** 健康网络，经许可使用。

案例 2：

Cook 县 John H. Stroger，Jr. 医院

医学博士 Cory M. Franklin 在 Cleveland 大学医院做访问学者时，开展了一项关于“潜在需求”的研究项目，对那些并不在 ICU 但可能未来会进入其中的患者进行评估。这项研究的目的是寻找将 ICU 和其他部门结合成一个更紧密体系的更好方式，来确保那些需要重症监护的患者能够尽可能快地转至 ICU。他和其他研究人员考虑了设计一支识别这些患者的专门团队的方法。在 20 世纪 80 年代早期，当 Franklin 博士在 Cook 县 John H. Stroger，Jr. 医院* 做主治医生时，实践了其研究中的许多部分，上述团队就在这家医院被建立了起来。

在某一天，这个负责评估患者并将其转至 ICU 的专职分诊医生，携带着一个呼机（pager）。来自于护理部的呼叫请求这个医生联系 ICU 医生到护理部会诊，评估患者并和患者的主管医生讨论该患者是否应该转至 ICU 或是否需要一些其他的治疗。尽管 Cook 县 John H. Stroger，Jr. 医院所建立的这个体系不像其他医院的应急医疗团队那样复杂，但作为基本考虑，仍需要回顾一下它何时被引进，及其在预防心跳骤停方面所取得的成功。

考虑呼叫的标准

在 Stroger 医院，该项目关键之处在于帮助护理人员决定何时应该呼叫应急医疗团队。应该在及时呼叫并提供有意义的干预处理和识别出何时重症监护并不需要，并在这二者之间寻找出一个恰当的平衡。“我们尝试寻找一系列症状和体征，但这非常复杂。我们看了多年的数据资料，但我们得出的结论是没有一个单一的、足够特异的标准来识别出所有需要 ICU 医生进行评估的患者。”Franklin 说，“制定特异标准的危险之处在于护理人员就会只在满足这些标准的时候才呼叫。这样可能会漏掉一些需要 ICU 医生探视的患者。”例如，如果一个组织制定的标准规定如果患者的心率达到 100 就呼叫，那么心率 99 时就不会呼叫，但这名患者可能仍需

---

* 本案例涉及的机构原名 Cook 县医院。在 2002 年 12 月，更名为 Cook 县 John H. Stroger，Jr. 医院。本案例中所讨论的工作是在更名之前进行的。此外，所有的数据也是在更名之前收集的。

案例一瞥

医疗机构的名称

总部位于 Chicago，Illinois 的 Cook 县 John H. Stroger，Jr. 医院是一家拥有 464 张病床的公共教学医院，向 Cook 县的 500 万居民提供初级、专科和三级医疗保健服务。

应急医疗团队项目的有趣之处

位于 Cook 县 John H. Stroger，Jr. 医院的应急医疗团队是该类型团队出现在美国的最早形式之一。尽管它还不符合今日对于应急医疗团队的定义，但 Cook 县的这个项目所产生的结果表明，对于情况恶化的患者，多早进行的干预处理能够降低心肺事件。

积累的经验

尽管一些医院选择制定特异性的临床标准来帮助员工决定何时呼叫应急医疗团队，但 Stroger 医院选择了一种相对不特异的方式。由于执行了这个项目，该医院连续回顾了应急医疗团队的呼叫，调查导致员工呼叫该团队的原因。该医院还与员工们紧密合作，来促进他们提高临床判断技巧。

结 果

由于应急医疗团队的实行，Cook 县 John H. Stroger，Jr. 医院能够使非 ICU 的心跳骤停和死亡率分别降低 68%和 20%。

要进行评估。“我认为帮助员工们训练他们的临床判断能力比制定呼叫应急医疗团队的特异标准更重要。”Franklin 说。

因此，医院制定了非常普通的标准，将呼叫的原因按器官系统分类：分为心脏问题、呼吸系统问题、神经系统问题，以及其他可能需要呼叫的任何机体组织问题。该机构鼓励员工关注那些可能的提示，例如异常的生命体征，神志状态的改变，患者主诉呼吸困难，患者主诉胸痛，以及异常的脉搏氧饱和度，出现上述异常时要决定是否呼叫应急医疗团队。同时也鼓励员工回顾并思考患者记录表中的信息，包括护士和医生的介入。

员工的培训

当以应急医疗团队的理念培训员工时，Franklin 博士关注培训员工们的临床判断能力以确保在需要的时候确实呼叫了应急医疗团队。他设计了一个粗略的评分系统，员工们在评估患者时可以记住。“我们不提供书面的训练材料，因为我们不想让员工们关注标准。我设计了一个训练中的评分系统的轮廓，鼓励员工们使用他们最好的判断能力来决定是否需要呼叫应急医疗团队。”Franklin 说。（工具条 2－1）

工具条 2－1. 提高临床判断能力的评分系统

尽管该医院没有制定呼叫应急医疗团队所必须满足的特异标准，但它为员工们提供了下面的评分系统，使他们在决定是否呼叫应急医疗团队时能够将这些牢记在心。

神经系统	**评分**
神志情况需要插管或 ICU 的监测	3
神志异常，通过治疗无法改善	2
神志异常，通过治疗可能改善	1
神志正常	0

心血管系统	**评分**
需要按压或 ICU 的监测	3
心血管情况异常，通过治疗无法改善	2
心血管情况异常，通过治疗可能改善	1
心血管情况正常	0

呼吸系统	**评分**
需要插管或 ICU 的监测	3
呼吸状态异常，通过治疗无法改善	2
呼吸状态异常，通过治疗可能改善	1
呼吸状态正常	0

如果该评分累积达 3 分或更高，员工就会评估该患者可以考虑转至 ICU。如果评分为 1 或 2 分，员工应该考虑呼叫应急医疗团队对该患者进行评估。如果评分为 0，员工应该进行等待，并在 24 小时内重新对患者进行评估。

来源：Cook 县 John H. Stroger，Jr. 医院，经许可使用。

允许“错误的呼叫”

当员工们不使用时，应急医疗团队就是没有用处的。“当员工们担心会有人会认为某患者并不需要这种呼叫时，他们就会对于呼叫该团队表现出沮丧气馁。这需要花费一定时间使员工们了解何时需要呼叫该团队，”Franklin 说，“甚至在那之后，也时常会有错误的呼叫”。为了帮助确保员工们有信心呼叫团队，该医院和呼叫者、反应者双方共同设置对于反馈的合适基调。“应急医疗团队需要利用这个反馈的机会来培训呼叫者，而不是使呼叫者更烦恼。虽然有人会担心这可能是一个错误的呼叫，但你总不希望错过一个‘正确的呼叫’。”Franklin 说。该医院鼓励反馈者将每一个呼叫作为一次教学的机会，当呼叫团队似乎并不需要时，不要生气或气馁。“我们宁愿当不需要的时候有人会呼叫，而不希望当患者真的需要帮助时却没有人呼叫。”Franklin 说。

项目的结果

由于应急医疗团队的实行，Cook 县 John H. Stroger，Jr. 医院能够将非 ICU 的心跳骤停和死亡率分别降低了 68%和 20%。在分析这些资料时，Franklin 说："应长时间谨慎跟踪分析这些资料。很长时间后，案例混合会发生改变，这样会影响你的结果。而当你回顾这些资料时，需要牢记于心。"

"Stroger 医院的应急医疗团队项目的成功，部分原因是系统化的评估、会诊和治疗过程。这些过程中有一些已经发生在内（外）科病房中，" Franklin 说，"而一旦你将这些过程系统化，你就能够识别出错是怎样出的和为什么会出错，并帮助员工们作出更好的判断。"

案例 3：

Doylestown 医院

像本书中描绘的许多医院一样，Doylestown 医院是 IHI 10 万人运动的研究候选者。通过它在该研究中的工作，该医院有机会了解到应急医疗团队（MET）的概念和它能够降低内/外科病房患者的心跳骤停事件的发生率，降低抢救的失败率，并且给予员工和患者所需要的支持。

在开展该项目的工作之前，Doylestown 医院设立了多学科团队计划委员会。“我们发现我们所能想到的每一个人都会被应急医疗团队项目所影响，都会被整合到执行过程中。”Doylestown 医院心脏科主任 Terri Long（RN，MSN，CCRN，CNA）说。该委员会的成员包括案例管理负责人、重症监护培训者、患者服务负责人、质量改善协调员、呼吸治疗负责人、重症监护和心脏科负责人以及护理监督员。

这个团队成员每周会面，持续几个月，商讨有关该项目的许多问题，包括决定员工在应急医疗团队中的角色、激活团队的标准（工具条3－1）、这个过程如何被执行，以及如何解决医生和员工所关注的问题。

在研究了其他成功的应急医疗团队项目之后，上述委员会决定该医院的应急医疗团队由一名 ICU 护士和一名呼吸治疗师（RT）组成。该委员会同时决定在晚 7：00 到早 7：00 之间，在内（外）科病房率先测试这个项目。“我们选择这个时间结构来开始，是因为对于 ICU 护士来说，对应急医疗团队呼叫进行回应，白班要比夜班更忙碌的多。我们想监测呼叫的数量和应急医疗团队护士花费在离开 ICU 上的时间。”Long 说。应急医疗团队在上述试验点成功实施后，该委员会用一年的时间，逐步在整个医院首次实施了全天候的应急医疗团队项目。

为了推动这个新项目，Doylestown 医院扩展了指导委员会，吸纳了一名来自急症监护病房的护士和一名 ICU 护士。为了进一步使这个项目进行的更流畅，Doylestown 医院增加了一名负责静脉管理的团队护士。“应急医疗团队经常需要到达患者床边并且需要开放静脉通道。为了使反应更流畅，我们在团队中吸纳了一名负责静脉注射的护士。如果不需要开放静脉通道，这名护士可以在完成该项呼叫之后离开。”Long 说。

案例一瞥

医疗机构的名称

位于 Doylestown，Pennsylvania 的 Doylestown 医院是一个拥有 196 张病床的社区医疗保健机构，服务于费城北部市郊的居民。

应急医疗团队项目的有趣之处

Doylestown 医院小规模开展了其应急医疗团队新项目。该医院在下班时间在内科/外科病房测试了这个项目。在项目实施成功后，整个医院首次推广了这个项目。

积累的经验

Doylestown 医院在执行方面评价了其多学科团队的方法。在实施前，允许医院获取每个人的反馈。医生、ICU 护士和其他医院团队员工，每个人对整个过程都提出了意见。尽管这个项目在该医院正开展得很好，医院仍在继续培训所有的员工，以利于项目更好、更成功地实行，也包括如何激活该团队。

结　果

作为该项目的结果，该医院发生在 ICU 外的心跳骤停事件的数量实现了降低。在实施前，心跳骤停事件中 56%发生在急症监护病房，44%发生在 ICU 中。自从实行这个项目，心跳骤停事件中 33%发生在急症监护病房，67%发生在 ICU 中。

该项目执行过程中的一个很重要的步骤是对员工进行项目培训和决定他们在项目中的角色。首先，医院领导层将想法和支持数据提供给重症监护护士和呼吸治疗师，寻求他们的参与。培训内容包括这个团队如何工作以及文档记录工具的用途（图 3－1）。重症监护培训者负责培训 ICU 护士。培训者会讨论呼叫团队的标准并解释所允许的干预处理措施。呼吸治疗负责人负责培训呼吸治疗师。培训是在工作日举行的员工会议也包括小型的组会上进行。“由于任何重症监护护士都可以对应急医疗团队呼叫进行回应，培训所有的重症监护护士就很重要。”Long 说，“我们发现重症监护护士和呼吸治疗师并不需要大量的培训。整个过程对于他们来说，进行得很自然。”

至于文档记录，该团队会被培训如何使用文档记录表格并放在医生的病程日志前面，这样在查找患者病案时，医生能够很快了解到应急医疗团队曾经被呼叫过。培训内容也关注了吸纳负责患者的护士进入团队的必要性。“呼叫该团队的护士变成了该团队的第三名成员。”Long 说。

工具条 3-1. 呼叫应急医疗团队的标准

1. 员工关注或担心患者
2. 胸痛
3. 心率发生变化（小于 40 或大于 130）
4. 收缩压发生变化（BP）（小于 90mmHg）
5. 呼吸频率发生变化（小于 8 或大于 24）或呼吸道危急
6. 尽管吸氧，仍然动脉氧饱和度发生变化
7. 神志发生改变
8. 明显出血
9. 新出现的、反复的或延长的痉挛
10. 由于急症/症状，对治疗无反应

Doylestown 医院也对其他员工进行如何呼叫以及为什么呼叫应急医疗团队方面的培训。Long 和质量改善协调员参加员工会议，展示有关该项目理念和它如何挽救患者生命方面的数据资料。许多病房的护理管理者和培训者在需要的时候也提供额外的培训。该医院共享激活团队的标准并鼓励员工不论何时当他们感到需要其他人对患者进行评估时就呼叫团队。

该医院在患者护理区设置了标志，在护士站设置了卡片（图 3-2），使员工们将标准牢记于心。领导层经常参加员工会议，讨论该项目，为护士、医院和医生时事通讯书写关于该项目的文章（工具条 3-2）。

在护士周，Doylestown 医院张贴了发生在整个医院的各种各样安全创新项目的海报。“我们展示了一个应急医疗团队的海报，包括了呼叫数量、团队到达所需时间和患者发生警报数量降低的数据资料。”Long 说。

为了向公众宣传应急医疗团队，Doylestown 医院制作了一期电视广告，模拟并展示了一次应急医疗团队呼叫。机构领导层也被当地一家电台采访。

克服医生的担忧

当 Doylestown 医院的医疗执行官向医疗执行委员会陈述关于应急医疗团队概念的信息时，有一些担忧。“最初的担忧是呼叫团队代替了医生，可能会导致患者治疗上的延误。一旦使医生确信该团队并不是替代医生，医生依然是患者治疗过程中的重要环节时，他们的担忧就会减少。”Long 说。

医院向医生澄清了应急医疗团队的角色并强调了团队能够快速给予基本的干预处理，这将可能挽救患者的生命。“我们也把当团队对患者干预并观察是否需要任何进一步的干预时呼叫主治医生这一点融合进团队的过程中。”Long 说。

应急医疗团队文档记录工具

条码　　　　患者标签

日期：______ 病房：______ 病区：______ 团队呼叫人员：__________

快速反应团队（RRT）启动指南

☐心率变化（小于 40 或大于 130）　☐出血
☐呼吸频率变化（小于 8 或大于 24）　☐动脉血氧饱和度小于 90
☐呼吸道危急，使用辅助呼吸肌　☐新的、重复出现或延长的痉挛
☐神志状态改变　☐血压变化（收缩压小于 90mmHg）
☐由于急性疾病对治疗无反应　（详细说明）：
☐胸痛　其他（详细说明）：__________

SBAR——情况—背景—评估—建议

情况：

背景：

评估：

建议/请求：

干预

☐心电监护　☐EKG　☐便携式胸部 X 线片
☐吸氧　方式______　流量______　吸入氧浓度______
☐脉搏氧饱和度　☐静脉置管
☐2.5mg 沙丁胺醇雾化吸入（喘息/支气管痉挛）☐启动胸痛处理程序
☐桡动脉血气　☐实验室检查　详细说明：______
☐其他（请注意在这次事件中每个医生的医嘱所给出的任何其他干预措施，例如：动脉血气，影像学检查……）

反应/结果

患者对干预措施的反应：__________

☐如上发现和干预处理的医生：__________ __________
医生签名　时间
☐医生回应：__________
☐患者转至更高级的监护区　☐患者死亡
☐患者仍留在病房　☐呼叫级别 9
☐其他：__________
呼叫快速反应团队时间：__________ __________
签名/职务
快速反应团队到达时间：__________
呼叫快速反应离开时间：__________ __________
签名/职务

638-017（02/06）　白色联用于记录
黄色联用于质量管理

图 3-1. 应急医疗团队成员使用这个文档记录工具来帮助记录并追踪有关应急医疗团队呼叫的信息，包括呼叫的原因，对于呼叫所采取的行动以及呼叫的结果。

来源：Doylestown 医院，经许可使用。

护理区卡片

正在进行中的项目

开始于 4 月 11 日

应急医疗团队

1900 至 0700 可用
请拨“0”请求接线员呼叫

应急医疗团队

正在进行中的项目

呼叫应急医疗团队的标准

员工关注或担心患者
心率发生变化（小于 40 或大于 130）
胸痛
收缩压发生变化（小于 90mmHg）
呼吸频率发生变化（小于 8 或大于 24）或呼吸道危急
动脉氧饱和度发生变化
神志发生改变
明显出血
新出现的、反复的或延长的痉挛
由于急症/症状，对治疗无反应

图 3-2. Doylestown 医院制作了本卡片，使员工们牢记呼叫应急医疗团队的标准。

来源：Doylestown 医院，经许可使用。

工具条 3-2. 报纸上刊载的文章

本文用于增进对应急医疗团队的认识。本文刊登于院报《热心者》中。

开展快速反应团队

美国人对于特殊武器和策略团队（special weapons and tactics team，SWAT）着迷多年，正像电视、电影所展示的那样，每当 SWAT 开展时都会受到媒体的关注。

现在在 Doylestown 医院有一个由特殊操作人员构成的新团队，但是他们的武器是他们所使用的临床工具，他们的策略反映了最好的医学实践。这个新团队被称为快速反应团队（RRT）。这个团队的目标是快速来到胸痛、生命体征有令人担忧的变化、神志状态改变或对于基层病房护士来说只是看起来不对劲的患者的床边。这个团队，由一名重症监护护士，一名呼吸治疗师（RT）和患者的主管护士组成，评估患者、决定是否需要给予已建立的干预处理列表中的某一项，并基于对他们的评估联系其主治医生或病房医生。

快速反应团队的概念在许多医院被证明是很成功的，在 9 号警报（Code 9）需要之前抢救患者、降低 ICU 外的 9 号警报的发生率、降低了死亡率。这一概念目前在 Doylestown 医院进行测试，通过一项在第 3 急症监护病房开始于 4 月 11 日，每天从晚 7：00 到早 7：00 的试验项目来开展。

在这个项目的前 30 天，共有 10 次快速反应团队的呼叫。该团队平均在 3 分钟内进行反应，在患者床边 45 分钟监测患者对干预的反应，并通知患者的主治医生该患者的状态。

快速反应团队的概念是领导团队提高系统（ISLT）的新项目，是 IHI 在其 10 万人运动中所推荐的干预方式之一。

Terri Long 作为这个新项目的领导者，在最近的 ISLT 会议上总结了前 10 个快速反应团队呼叫。呼叫快速反应团队的某些原因是患者的心率、血压（BP）或呼吸频率发生了变化。其他原因包括氧饱和度降低和神志状态改变。所给予的干预是脉搏氧饱和度监测、吸氧、EKG 和心电监护。在许多案例中调整了疼痛用药，通常会缓解疼痛，恢复正常的生命体征。在该团队和患者的主治医生讨论了患者的状态后，60%的患者仍维持在他们的病房中，30%被转至远程监护室，10%被转至急症监护室。

三名急症监护护士对于快速反应团队的反馈显得非常热心积极："快速反应团队工作出色，有组织化，非常有帮助"。"整个过程进行得很顺利"。"急症监护护士帮助我呼叫并获取指令，非常大的帮助"。"感到非常有信心来获取快速且高质量的监护"。"反应速度很快"。"很大的支持。我希望它能够一直保持！"

那也是对成功的 SWAT 呼叫的真实写照：没有硝烟，和平地解决。

来源：Doylestown 医院，经许可使用。

提出面临的挑战

尽管支持这个项目，ICU 护士仍担忧参与这个团队将会使他们离开所分管的患者。“ICU 护士并不想当她们回应呼叫时她们的患者却正承受病痛。” Long 说。为了解决这个问题，该机构决定不指定专门的 ICU 护士参加团队，而让任何临时可用的 ICU 护士都可以回应这个呼叫。这样，参与护理 ICU 患者并且不能离开的护士，就不会被置于不得不离开的地位。“这种方法看起来对于我们医院最合适。我们从来没有在回应呼叫上发生任何问题，总是有护士能够进行回应。” Long 说。

为了帮助整个医院的员工，Doylestown 医院聘用临时或流动员工，他们并不像常规员工那样工作频繁。“在我们执行了这个项目后，我们注意到我们的培训并没有影响到这些员工当然也包括那些全职的员工。我们必须使那些培训能够确保在我们医院工作的每个人能够意识到并了解如何使用这个项目。” Long 说。该机构采用日常的电子邮件、员工会议和医院时事通讯中的文章来保持员工们的这种意识。此外，鼓励护士对其他护士就该项目进行培训，这样的话，那些没有激活团队的员工也可以使用团队。

为了能够对那些和应急医疗团队相关的任何实验室检验做出快速的反应，Doylestown 医院将检验科也吸纳其中。“我们也给予检验科呼叫。” Long 说道，“当该团队被呼叫时，检验科的呼叫器也会被呼叫，这样检验科能够知道当前正有呼叫并且位于哪个病房。当那些和呼叫有关的任何实验室检验送来时检验科能够优先进行处理。”

在回顾了一些应急医疗团队呼叫后，Doylestown 医院发现某些患者满足呼叫标准是因为他们正经受着疼痛而不是因为可能的心跳骤停事件的威胁。医院对于这些数据资料的回应是向员工们提供更多的有关疼痛管理方面的培训以避免一些将来可能的这种类型的呼叫。急症监护负责人和急症监护培训者与员工们在员工会议上回顾了疼痛管理的原则并向员工们发送了关于疼痛管理的培训性邮件。而且他们和员工回顾了以前的应急医疗团队呼叫，并讨论了能够做些什么不同的事情。

评定成功

Doylestown 医院监测了大量的数据来评定应急医疗团队项目是否成功。该机构收集了警报数量的数据资料。“我们的目标是降低发生在急症监护区的警报的数量。理想的情况是如果一个患者将要发生警报，最好能够在 ICU 进行抢救，那里拥有经过特殊训练的员工和充足的急症设备。” Long 说道。在成立应急医疗团队之前，Doylestown 医院 56％的心跳骤停事件发生在急症监护病房，44％发生在 ICU。而现在，33％发生在急症监护病房，67％发生在 ICU。

该机构收集的一些其他信息包括团队被呼叫的原因、治疗患者所采用的干预处理措施和所有呼叫的结果。结果被分为两类：患者被转至更高级的监护区，例如远程监护室或 ICU，或者是将患者病情稳定仍留在病房。该机构也跟踪了呼叫的数量，平均呼叫反应时间，以及团队花费在患者上的平均时间。团队平均每周接到两个呼叫，平均在 3 分钟内回应，在患者床边平均花费超过 30 分钟。

对该项目的创新的满意度也在提高。该医院就这个项目对员工们进行了调查，征求了他们对该项目的看法。“来自于员工的反馈是很积极的。”Long 说。一些评论体现出护士们对于患者令人担忧的情况显得更有信心了。她们感到参与了这个项目，在评估和治疗患者方面获得了很大的支持。

此外，ICU 护士对该项目也很满意。“这些护士最终多次在 ICU 看到了那些患者，并且我认为护士们对于能够有机会更早地对患者进行评估和开始治疗感到很满意。”Long 说。

案例 4：

Lee 纪念医院

正如前面提到的，最近的研究显示，心脏病发作的患者在发作之前的 6～8 小时往往就表现出痛苦的征象了。Lee 纪念医院（LMH）受到这项研究的启发，决定回顾其心脏停搏的患者的记录，看他们是否也表现出已经提到的那些可能能够防止需要心肺复苏的征象。在进行了一些回顾分析之后，研究小组发现那些出现“蓝色警报”的患者中大部分都表现出了预告征象。根据这份分析、该课题的国内文献以及保健促进研究所的报告，LMH 决定开创性地成立一个应急医疗团队。

在 LMH 的医疗应急小组成员中包括一位重症监护护士，一位呼吸科医生，在正常工作时间有一位来自 ICU 的护士，而在下班时间则由一位看护监督员所代替。这个小组还拥有直通两位参与本项目的主管医生的 24 小时电话热线：一位是重症监护的医疗主管，另一位是重症监护的创伤科医生。

该小组如何运作

按照此前制定的标准，当患者出现呼吸频率、血压、意识的改变或者是烦躁不安时，注册护士或者机构中的其他成员就可以启动该团队。

任何人拿起一部电话，拨调度号码、分机号码以及患者所处的病房号，即可启动该团队。调度号码在整个机构的海报中出现，也写在每部电话的手柄上，这样就很容易找到小组的成员了。调度员联系医疗应急小组的所有三名成员。重症监护护士回叫分机号告知调度员已经收到消息并告知呼叫者应急小组正在前往。假如调度员无法接通，那么呼叫者可以呼叫接线员，然后由接线员通过调度系统直接与应急小组联系。如果调度系统也失败了，那么个体可以直接与 ICU 联系来启动该小组。“大多数情况下，数字化的调度系统运行良好，但是我们只是想提供联系应急小组的后备方式以防万一。”Marilyn Kole 博士说。他不但是 LMH 重症监护的医疗合作主管，同时也是该项目的一位主管医生。

在应急小组被呼叫之后，重症监护护士负责携带医疗箱前往。箱子里的物品包括一个动脉血氧计、动脉血气分析包、静脉穿刺工具包、吸引器和一些必需的用于记录事件的工具。小组成员集合到患者的病房与负责该

案例一瞥

医疗机构的名称

Lee 纪念医院（LMH）是一个拥有 367 张床位的社区医院，位于 Florida 的 Fort Myers，是 Lee 纪念医疗系统的五家医院之一，这一系统主要为 Florida 西南部居民提供健康保健。

应急医疗团队项目的有趣之处

应急医疗团队覆盖了 Lee 纪念医疗系统所有的五家医院，同时他们还拥有一个儿科医疗应急团队。这些应急医疗团队能够被任何员工和患者家属所启动。这些小组主要是由护士来运作，但是他们能够 24 小时与医生电话联系。

积累的经验

通过教育并赋予员工启动 MET 的权力以及训练小组成员参加医疗介入的课程，医院获得了对于该项目的巨大的支持。LMH 并不等到该项目的各方面都完善了才开始实施，而是一边实施一边解决出现的问题。医院的高层十分支持该项目并对 MET 的成员表示认可，因为他们为医院和患者提供了大量的服务。

结　果

LMH 的 MET 已经使得医院内发生心跳骤停得患者数目大大减少，同时使心跳骤停更多地发生在 ICU 内。

患者的护士一起评估患者情况并确定如何最好地满足患者的需求。

概念介绍

LMH 在多种场合向机构成员介绍医疗应急团队的概念。领导进行幻灯陈述，在医生娱乐室悬挂海报、制作按钮式广告、印制传单和寻找拥护改革者。“我们讨论该项目的优点，如何运作以及为何如此重要，”Jonathan Hollander（LMH 重症监护的主管）说，“我们共享信息，包括怎样减少不适当地被 ICU 收治的患者的数目。”（工具条 4-1）

在 ICU 成员听说这个小组之后，有超过 25 名护士报名要求参与。“这些护士想要与人分享她们的经验并指导床旁护士。她们也想减少不适当的被收治到 ICU 的患者的数量”，Kole 说。在这些成员报名参加该项目之后，LMH 提供了一些情景剧课程，帮助成员们掌握如何应对医疗应急小组可能面对的各种不同场景。Kole 医生和几个护理医师在 ICU 里日夜提供这些课程。“我编写了五个剧本，都是我们在训练过程中要表演的。一般来说，护士扮演楼层护士，我则扮演医疗应急团队的角色。这些情景剧表明了什么应该做，什么不能做。在我们表演完每一个情景剧之后，我们会问 ICU 的护士一些问题来发起关于诊断、反应以及交流层次的讨论。”Kole 医生说。

工具条 4－1. 患者转移到 ICU 的百分比

LMH 统计了被 MET 处理过的患者中被转移到 ICU、留在原病房、转移到其他病房或者是死亡的数目。该机构将这些资料与成员共享，以显示怎样才能减少向 ICU 的不必要的转移，以下表格是 2006 年的数据：

患者的处置	数目	百分比
留在原病房	85	48.02%
患者死亡	3	1.69%
PCU	15	8.47%
SICU	11	6.21%
4 West	0	0
Neuro Step－down	0	0
MICU	63	35.59%

来源：LMH，经授权使用。

克服临床医生的阻力

当 LMH 的临床医生第一次听到医疗应急小组这一项目时，部分人是持怀疑态度的。他们所关注的问题之一是他们将被排斥在圈子之外，其他人将来治疗他们的患者。“为了解决临床医生的关切，我们增加了这样一个过程，在应急医疗团队接到呼叫的五分钟之内，他们必须呼叫患者的医生。”Dean Goldberg 说。他是 LMH 重症监护的一名创伤科医生，同时也是该项目的主管医生之一。为了更快及更有效地与临床医生交流信息，应急小组及患者的护士被训练使用 SBAR 交流技术（工具条 4－2）。在机构使得临床医生相信应急小组一方面能够帮助患者更快得到治疗，另一方面又能够让他们知道进展情况后，临床医生们开始支持该项目了。在医生们看到应急小组的行动及对患者的正面效果后，他们就会对该项目充满好感。

赋予患者家属启动医疗应急小组的权力

尽管通常情况下是由一名注册护士启动医疗应急小组的，但是，在该医院中的任何一个人都应该拥有这一权力，包括患者的家属。向家属介绍应急小组的方式有许多种，当要把患者和家属收入护理病房时，一名护士将向他们介绍该小组以及如何启动它。同样的，如果一名患者将要离开 ICU 到一个级别更低的病房，一名护士将与患者及家属讨论医疗应急小组情况，并教会他们如何启动该小组。“在我们的外科和内科 ICU 里，患者及家属都参加了多学科的多轮教育，他们对我们的程序非常熟悉，包括我们的医疗应急团队。”Kole 说。

工具条 4-2. 典型的 SBAR 对话

SBAR 是使信息能够广泛而简要的交流的一种沟通技巧。以下就是与一位医生交流患者信息时，运用 SBAR 的一个例子。

情况：

护士："Smith 医生您好，我是 General 医院的护士 Cara Miller，我想与您谈谈 Jones 太太，她已经在我们这里住院一周了，她是 Carver 医生的患者，您知道她么？"

医生："我对她不是很熟悉。"

背景：

护士："她是一位 72 岁的白人女性，患有高血压和糖尿病，在 1982 年曾行心脏导管插入术。因充血性心力衰竭而在周一被收治入院。"

医生："明白了。"

评估：

护士："Jones 太太出入量是 2 升，她今天早上拒绝使用利尿剂，现在呼吸急促但是其脉氧数是正常的。"（此时，护士还应该知道患者的生命体征、实验室检查结果、体格检查以及其他准备供医生询问的图表，护士在打电话给医生之前将这些资料收集起来是很重要的）

建议：

护士："我觉得我们应该重新使用利尿剂，另外我认为它需要持续自动监测。"（其他建议也许包括胸片、心电图或其他检查）

遇到的挑战

LMH 是在参加 VHA 的一个协作组时开始她创建医疗应急小组的努力的。"我们从协作组里得到一条十分重要的建议，其他一些已经实施了应急小组的机构告诉我们，你们永远不可能尽善尽美，不可能教育每一个人并让他们都参加进来，但是重要的是要动手去做并在做的过程中学习。" Hollander 说。

"我们所学到的首先就是选择小组成员的重要性，" Kole 说，"Jonathan Hollander 与每一位自愿加入该小组的人面谈，以确认他们确实有使该小组运行的愿望和专业能力。我们不能让该小组以'为什么呼叫我们'这样的问话来应对呼叫，我们绝不能让护士觉得呼叫我们是他们所犯的过错。"通过幻灯片陈述以及前面提到的情景剧，LMH 训练其应急小组成员如何适当地处理应急呼叫，并作为床旁护士的顾问，同时又不让床旁护士感到不适当。"我们同时还训练小组成员，使他们在到达患者床旁时不会因为打搅患者家属和其他患者而制造太多的混乱。" Hollander 又说。

成效评价

通过 VHA 的协作组，LMH 分析了医疗应急小组项目的几项成功指标，包括蓝色警报呼叫的数目，在 ICU 内心跳骤停的数目以及在 ICU 外心跳骤停的数目。在对比了六个月的数据后，该机构发现蓝色警报的数目有所下降，但是在 ICU 内发生心跳骤停的数目有所增加。“这正是我们想看到这样的变化，因为这表明那些病情最重的患者正在能够提供最高级别护理的地方接受治疗，而那些能够在床旁进行治疗的患者也正是在床旁接受治疗。”Hollander 说。

为了进一步评价该项目的效果，LMH 调查了所有启动过医疗应急小组的护士。“在呼叫结束之后，我们提供一份调查问卷让他们填写，”Hollander 说。该机构共有 33%的问卷回收率，高达 95%～100%的被调查者表示了对呼叫的十分满意。此外，还有关于该项目的进一步评论，这些评论都是相当正面的。

在实施 MET 项目之后，LMH 见证了该医院的一场转变。该项目减轻了员工的压力，挽救了患者的生命，节约了机构的成本，同时形成了一种合作的氛围。“上层领导对于这个主意相当支持，这很重要。”Hollander 说。主管委员会在他们的会议中给予该项目高度肯定，而高层也定期对该项目表示支持。最近，该院的由全院护士组成的临床实践委员会让护理部主管在医院年度护士周期间为医疗应急小组的护士提供特别表彰。医疗主管，护理主管以及行政主管都参加了对这些个人的表彰，类似的表彰将在呼吸科医生周上给予小组的呼吸治疗师。

案例 5：

Seton 医院之家

Seton 医院之家是在参加 IHI 的重症监护协作组时学到了 MET 的概念。在回顾那些讲述 MET 给患者带来益处的早期文献之后，Seton 最大的医院的医疗理事会副主席与其他高层分享了相关信息。在 MET 这一概念的前身——在 Seton 被称为急症反应团队（critical response team，CRT）——的指引下，Seton 所有的医院都开始实施这一项目。几个月之后，该机构加入了 IHI 的 10 万人运动，这一运动旨在继续促进该项目的实施。

当 Seton 医院之家开始实施其 MET 项目时，该机构意识到通过其分布广泛的医疗设施实施该项目需要地方化。“我们传达该小组的重要性，在任何场合介绍该理念，使该理念与当地的独特的人口和可用资源相适应。”Seton 医院之家的临床结局研究小组的高级项目协调员 Alice Davis 说。

小组成员

在选择小组成员方面，医院都希望寻找那些具有批判性思维的人、那些有经验的临床医生以及具有良好沟通技巧的人。普遍认为结合上述几个特点的人才是最适合其所使用的设备及所服务的患者的。Davis 说：“很明显，在那些拥有一个重症监护病房和全天候呼吸治疗的医院，一名重症监护护士和一名呼吸科医生是小组必须有的成员。”在该组织的合格医院中为该小组选择成员并不容易，这些医院位于小的社区，那里并没有重症监护病房。“这些机构必须富有创造力地去识别具有批判性思维和沟通技巧的所有应征者，这是成为小组成员所必需的能力。”Davis 说。在一些地方，这一职责根据技术专长轮流执行。医院考虑所有领域的员工，包括急诊室和麻醉后监护室，同时还有房屋监管员、病案管理员和内（外）科护士。

案例一瞥

医疗机构的名称

Seton 医院之家是得 Texas 中部的医疗保健提供商，同时还是美国最大的天主教保健体系——Ascension 医疗系统的成员。其网络包括七家急症医院，一家大型的三级护理医院，一家提供高级专科住院医师培训项目的医院（该地区唯一的一个二级创伤中心）；两家小的城镇急症看护医院，该医院能够提供内、外科，OB/GYN，以及手术治疗服务（拥有重症监护）；该地区唯一一家完善的儿科医院；以及两家获准参加该项目的医院。

MET 项目的有趣之处

Seton 医院之家在其所有 7 家医院里启动了具有其特色的 MET 项目——重症反应小组（critical response team，CRT）。尽管处于不同医院的小组的性质并不一样，但是他们的目标是一致的，那就是为护理人员提供额外的支持，同时通过早期识别和医疗介入为患者提供不同情况下的早期治疗和防止不良后果的出现。

积累的经验

该机构意识到实施 MET 项目应该根据各医院自身的设施来进行，同时还应该是与时俱进的。这种演变使得某些医院增加了新的资源来支持 MET 这一理念。同时，某种程度上的标准化又是必需的。比如，Seton 意识到不同站点（site，编者注：site 在文中指实行 MET 的单元，可以是一家医院，也可是医院的一个科室，甚至是两三个科室的联合）正在使用不同的专业术语来描述 MET 这一概念，因此该机构决定统一将之命名为 CRT。由某一 site 发展起来的工具箱（tool kit）也与其他 site 共同分享和传播，这样就避免了重复建设。Seton 主要是通过定期评估应急小组的效率和对那些评价的应对来收集资料从而改进 MET 的实施过程。通过这样做，该机构能够专注于其最基本的目标：减少可避免的监护外警报的发生和改善患者的预后。

结　果

MET 这一理念已经变成了 Seton 文化的一部分。通过这一创举，该机构从其他一些安全相关的项目中看到了其风险调整的死亡率的改善并在死亡病例回顾中看到可避免的死亡数的降低。

实施计划

Seton 对于 MET 的实施计划随医院的不同而各式各样，一些 site 的计划很有系统性，而另一些则没有具有结构性的路线。比如，最大一个医院形成了一个计划性很强的小组，他们拥有参加该项目的每一地区的特征，包括关键的内科医生，同时还制定了呼叫的程序来识别可能需要呼叫的患者。

为了介绍这一理念，这一医院为网络上的内部出版物提供文章，包括每月的医疗人员及护理新闻通讯，同时向医疗行政委员会和护理领导小组介绍该理念和计划。

该小组随后选了一个特别的单位来作为该项目的试点。Davis 说：“我们选择了这样一个单位，他有具高度敏锐度，有时又有点感性的医生，这些医生并不愿意将患者转向更高的护理级别。”这一创举相当成功，此后的几周内该项目已经在这家医院逐渐铺开。

随着该项目在医院里的实施，护士们被教育关于 MET 的相关理念以及可能需要呼叫应急小组的正当状况。这种教育包括如何启动应急小组，当应急小组到达时期望他们能做什么以及如何记录事件。为了训练护士，该医院强制性地进行 20 分钟的教育课程，在课程上，Davis 介绍了几份材料（图 5-1、图 5-2 和图 5-3）。“我们在早上 7 点到晚上 8 点内的不同时间举办这些课程，这样，我们就能提供便于更多人参加的训练。”Davis 说，“护理部主管将这些课程列为强制参加的，这是因为他们认为每个人都理解并适当地运用 CRT 是相当重要的。”除了复习讲义外，护士们被要求回忆过去的一种情况，在那种情况下，MET 可能是有帮助的。

与最大的医院 Seton 医疗中心相反，其他一些 site 招聘小组成员以及教育员工的方式并不是很正规。比如，Brackenridge 医院创伤中心，将教育海报贴在员工能够看到的地方并请求以那样的方式参加 CRT。“尽管那与 Seton 医疗中心的方式完全不同，但是在 Brackenridge 的氛围中，这种方式效果是很好的，这使我意识到变化挺好。”Davis 说。这张简单的海报要求，如果员工有一个他比较关注的患者，那么他就应该呼叫应急小组。该海报还列出了联系应急医疗团队的电话号码。

Davis 说：“我们那些没有重症监护的较小 site 以及我们的临界入选 site 比那些大医院面临更大的挑战，因为员工们担心这将使他们承担过多的义务，而他们又没有能力去完成这双重的责任。在这些站点里，向那些较大的 site 一样，也制定了备用计划，这些计划是用于识别在哪些情况下最先做出反应的小组成员不需要前往。这有助于减轻员工们的恐惧以及更好的组织应对。”

尽管部分员工对过程持保留意见，但是每一个人都是充满热情地支持这一理念的。“护士在需要的时候就会呼叫应急小组来寻求额外的帮助、进行评估、帮助沟通或者仅仅是听取另一种意见，他们把这看成是一种必要的有价值的服务。”Davis 说，“假如应对者能够有组织地尽早到达患者床旁，将改善患者的预后以及减少呼叫的发生。ICU 的员工们都知道，他们被呼叫去应对一个警报事件并尽早进行干预对于患者和医院来说都是具有明确的益处的。”

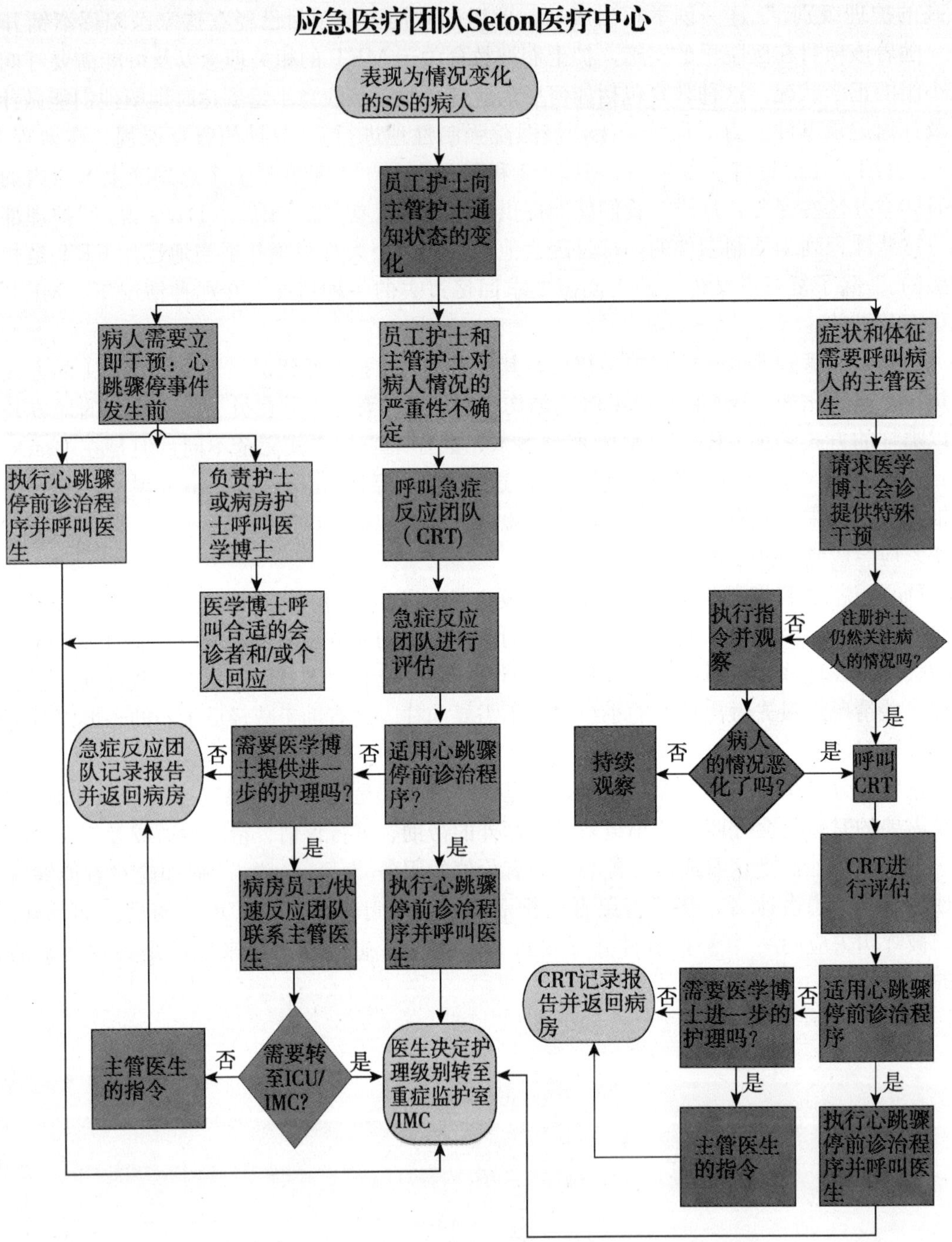

图 5-1. Seton 最大的医疗机构使用这个表格来培训员工快速反应团队是如何工作的。

来源：Seton 家庭医院，经许可可使用。

紧急情况应对小组

- 紧急情况应对小组是一个高级的评估小组，它可以帮助无重症监护病房的单位评估患者病情的变化并提出适当的应对。
- 医学文献报道心跳或呼吸暂停是最常见的与高死亡率相关的两个因素（50%～80%）。
- 心跳或呼吸暂停或者是需要心肺复苏的情况常常是出人意料的；但是，经过详细检查，在这之前他们常常会有长达 6～8 小时的临床不稳定期。
- 一个熟练的评估小组能够与楼层的注册护士一起应对患者状态的改变并提出合适的医疗介入。
- 以下三种情况应该呼叫 CRT：
  - 早期心跳或呼吸暂停前状况（切记，CRT 的反应事件是在 10 分钟之内）；
  - 当患者表现出微妙的变化征象时，必须进行再次评估时；
  - 在第二、三次评估的基础上为了进行额外的评估并提出进一步的医疗介入。
- 楼层注册护士和主管护士通过呼叫医院操作员启动 CRT。
- CRT 应对者如下：有经验的重症监护护士，有经验的呼吸科医生，如果需要的话还应该呼叫病房监管员或患者处置协调员以便尽可能的实施转运。
- CRT 呼叫决不能绕开与患者的主管医生的常规交流或者是忽视其作为患者的基本保健者的角色。
- CRT 是为了评估患者的情况以及交流患者的病情变化的一个额外的医疗资源。
- 患者的主管医生也许在以下情况下没有接到电话通知：如果护士并不确定患者的微妙变化是否值得向患者的主管医生电话报告，CRT 的评估小组将决定没有必要与医生联系。
- 医生并不是 CRT 的常规组成部分。假如患者需要急诊插管治疗，那么一名急诊科医生将被传呼。关于患者的所有护理指令都是由患者自己的主管医生下达的。

图 5 - 2. 本讲义是由 Seton 最大的医院用于教育其 CRT 成员的。

来源：Seton 医院之家，经许可使用。

启动应急小组

各个医院所选择的启动应急小的方式各有不同，但是，每一医院都是利用了已经拥有的系统。比如，一些医院使用日常调度系统，一些医院有由应对者操作的特殊的调度员，还有一些则拥有一部专用电话。“通过使用现存的设备，这些医院不需要购买任何东西，这降低了成本，我们认为让各个医院以他们自己的方式去启动应急小组是有好处的。” Davis 说，“比如，我们的儿童医院拥有一部传呼机和一个详尽的系统去呼叫该地区的应急小组。另一家医院则使用电话，当应急小组在前往应对的路上时，这有助于他们了解患者的情况。”

尽管 Seton 规定的每一应急小组对一个呼叫做出应对的时间大约是 10 分钟内，但是，实际上整个系统中的平均应对时间仅是 2～5 分钟。为了追踪这些信息和了解其他一些资料，比如像单位内的耗时和患者的结果等，Seton 制定了一个资料收集工具，由小组成员在完成应对之后填写（图 5 - 4），“这种形式被用于所有医院，这使得不同医院间的比较更加容易。” Davis 说，“通过追踪及统计花在一个呼叫上的时间，我们也可以发现进一步的资源需求。”

Seton 在继续改良其 MET 流程，有两家医院已经能够识别出患者的早期预警征象或者是需要关切的问题。三家医院开创性地允许患者家属、朋友甚至是患者自己去启动应急小组，如果他们认为他们的需求不能由护士和(或）医生来提供。一家医院最近甚至让住院医生加入到其应急小组里来了。

比你想象的更容易

Seton 预期在实施过程中会遇到一些挑战，但是员工们都接受 MET 这一理念。“我们担心会遇到一些来自医生的阻力，但是站在患者的角度上，医生们对于拥有一位熟练护士和一位呼吸科医师来帮助他们评估和介入治疗感到感激，我们甚至还收到过医生呼叫应急小组寻求支持。”Davis 说，“我们还担心会引发重症监护应对者和患者的护理护士之间的沟通及争夺主导权的战争，而实际上该小组增加了重症和急症护理之间的沟通和团队协作。护士们常聚在一起分析应对者在想什么，而这也变成了一个对批判性思维技巧、先进的专业技术以及团队合作的教育机会。”

很多关于该项目的反馈来自于趣闻轶事，比如在员工会议上护士们的评论和交谈等，这些反馈都是正面的。此外，Seton 还为启动应急小组的护士设计了一份调查问卷（图 5－5)，让他们对整个应对过程作出评价。

成效评价

Seton 检测了其用于评估 MET 成效的各种指标。每个月，该机构都会评测收到多少呼叫，有多少警报发生，另外还会评估是否这些呼叫都是能够防止的。他们还收集了关于呼叫的原因以及结果的相关资料，包括患者是否被转到了更高级别的护理以及当应急小组到达床旁时采用了什么干预手段（工具条 5－1)。“我们每个月将这些资料向领导层、医院安全小组以及各个医院报告。当我们的应急小组呼叫数下降时，我们会再次教育我们的员工并加紧努力使该理念得到进一步推广。”Davis 说。这种教育以各种形式进行，包括在医院的会议上、护理领导层会议上、扩大的执行会议以及医院安全小组会议上进行再教育。

尽管对于 Seton 的七家医院而言，其实施过程都是独立的，但是所有的医院目前都拥有了一个能够有效运行的应急小组。正是由于这些应急小组及其他开创性的安全措施，Seton 全体的风险调整死亡率已经下降了 68%（图 5－6)。自从这些小组运行以来，这一网络系统在回顾其死亡病例的过程中所识别出来的可预防性死亡已经越来越少，这被认为是 MET 的功劳。

在 MET 实施的同时，Seton 开始着手进行其他的许多安全创新，包括严重败血症以及感染性休克的早期识别，减少产伤和减少或消除血行感染，这是安全创新的例子，这些安全创新已经使得整个机构的文化朝着改善过程、结果以及更加安全的方向转变。

CRT 的教育内容

什么是 CRT？

■ CRT 是由 Seton 医疗中心创立的一个快速反应小组，主要用于高级评估。这个小组每天 24 小时，每周 7 天随时待命以应对特定的情况，主要是护士认为患者处于危险之中需要进一步的情况评估。CRT 成员包括一名有经验的重症监护护士（如果单位忙的话则有一名泌尿科主管护士支援），一名呼吸科医生和病房监管员或者是患者处置协调员。

为什么需要 CRT？

■ 医学文献显示心跳骤停常常是出人意料的，但是在这些需要心肺复苏的情况出现之前，往往有长达 6～8 小时的临床不稳定状态的。CRT 就是为了向患者提供早期的评估和医疗介入而成立的，其目标是通过早期识别患者状况恶化的微妙改变来减少心跳骤停的数量。

谁可以启动 CRT 以及患者在何种情况下能够使 CRT 运作？

■ 医疗单位的护士或者是 IMC 能够通过呼叫医院的接线员请求其传呼 CRT 的成员到到达某一特定患者的床旁。然后该小组将在 10 分钟内对该传呼作出应答。CRT 的呼机时刻保持开机。

■ 那些可能需要 CRT 服务的患者如下：

- 病房护士或主管护士都不清楚其状况的患者。这些护士可能发现了某些非常微妙的征象，但是不能肯定是否应该打电话通知患者的医生。他们可能需要有第二种选择，那就是由有经验的护士和呼吸科医生先打电话来确认那是否合理。
- 患者在某种状态下的某些征象或症状被护士所发现，但是经过咨询医生并给予特殊的处理之后，护士觉得该处理并没有明确的效果或者患者的状况在持续快速恶化。呼叫 CRT 将通过评估患者的情况来提供第二种意见，同时，医生也将获得关于患者情况的更多的信息。这里还包括医生在收到传呼后没有做出相应应对的情况。
- 患者处于濒危状态，需要医疗干预的情况。这种情况是非常令人担忧的；但是，这些患者的状况可以等待 10 分钟的 CRT 反应时间。假如心跳或呼吸骤停即将发生，那护士就应该发出呼叫。

什么样的患者可能需要呼叫 CRT？

呼叫 CRT 的标准：

■ 呼吸窘迫，面临危险的气道，呼吸模式的改变；

■ 呼吸频率超过 30 或少于 8；

■ 脉氧饱和度或者是动脉血气分析氧饱和度小于 90；

■ 在医疗干预的情况下，血压低于 90mmHg；

■ 脉率超过 130 或者少于 50（除非远程监测或 IMC 设置该脉搏范围）；

■ 无法解释的精神状态改变（恶化）；

■ 无终末期肾病史的患者，尿量在 4 小时内平均少于 30ml/h；

■ 反复发生或持续痉挛；

■ 兴奋或谵妄；

■ 无法控制的疼痛；

■ 楼层注册护士无法快速向医生请示；

■ 楼层注册护士及其他成员对患者的状况很关切。

怎样传呼 CRT？

■ 呼叫医院的接线员，让他传呼 CRT，该传呼将同时到达三位应对者的呼机上。

CRT的教育内容（续）

假如我有一名患者的情况符合上述的症状和体征，那么我应该怎么做?

- 如果你的患者是濒危的，那么启动 CRT。执行濒危方案。如果你认为心跳或呼吸骤停即将发生，那么请呼叫警报。
- 假如你不确定你患者状况的严重程度，或者是你已经与患者的医生取得了联系，但是你认为更多的病情评估将有助于为患者提供更合适的护理，那么请呼叫并与你的责任护士一起合作。如果在这次评估之后你们仍然不能解决，那么请呼叫 CRT。

在 CRT 被启动并做出应对之后，谁将对患者负起责任? 谁应该与患者的医生一起记录评估及治疗的情况?

- 对患者护理及情况记录的责任将伴随着其护士直到患者被转运（如果需要的话）。CRT 将只是辅助你去进行重症评估和与患者的医生进行交流，同时，他们还将完成 CRT 应对文件的书写，但是这不能取代你进行文字记录及医疗介入的操作。护士及主管护师将像往常一样记录患者的情况。

CRT 看过之后的最可能结果是什么?

- CRT 可能会到来并进行一些深层的重症监护评估，对你的一些关于患者病情变化的正确评估表示赞同，指导你通知医生并获得合适的指令。
- CRT 可能会到来并进行一些深层的重症监护评估，发现与你没有相同的关切点，甚至可能认为没有必要通知医生。
- 在你进行了评估并通过呼叫医生作出相应的处理之后，你认为漏掉了某些东西，CRT 可能会对你的呼叫作出应答，在这种情况下，重症监护护士和呼吸科医生将一起为患者的医生提供额外的信息以供参考。
- CRT 可能对濒危状况快速作出反应，帮助你启动濒危处理方案并通知患者的医生；
- CRT 做出应对后，发现一名濒危患者需要急诊插管治疗，他将通知急诊科医生，后者将迅速应对，为患者插管并进一步进入心跳呼吸骤停护理水平。
- 在上述所有情况下，CRT 成员将完成 CRT 的资料收集表格，将其发送到 CORT、SMC。他们还将记录他们的对患者的评估及所采取的措施。护士将继续像往常一样记录患者的情况，护士也将完成 CRT 的评价表格并将它通过传真发送给 CORT。

会有一名医生将和 CRT 一起做出应对么?

- 不，除非需要急诊插管或者心脏骤停即将发生。CRT 只是与患者的主管医生一起完成评估和沟通。

如果传呼了 CRT，需要填写什么文件?

- 护士和主管护师以图表、护理病程以及护理计划的形式完成他们的文字记录。
- CRT 应对者将完成一份 CRT 资料收集表格。他们将记录他们的评估及所采取的医疗措施。
- 护士和主管护师应该完成 CRT 的评价表格并将通过传真发送给 CORT，而原件则保留在护理单位以便查询。

为什么要实施 CRT?

- 那些创立了 CRT 系统的医院已经明显降低了患者的死亡率，而且发生心跳呼吸骤停的患者也越来越少。

图 5-3. 本讲义让人更深入地了解了 CRT 是怎样运作的。

来源：Seton 医院之家，经授权使用。

资料收集工具

急症反应团队资料收集工具

不要放入病案-仅用于资料收集

Form #

B

明显的指导介绍——请仔细阅读

只能用蓝或黑墨水钢笔
使用ALL CAPS整齐打印
总是在表格的左侧开始

像这样填圆圈……●
别像这样…………

像这样标记错误Y ✖ N ●
如果你不能取消错误标记，你必须涂白它

患者姓名（打印）

地点：O SMC O Brack O SNW O CHOA O SSW O SEBD O SHL O Shoal Cr

日期（月/日/年） ☐☐/☐☐/☐☐ 患者医疗记录# ☐☐☐☐☐☐☐☐ 患者账户# ☐☐☐☐☐☐☐☐☐☐☐☐

时间（军事的）☐☐:☐☐ 患者房间 ☐☐☐☐ 反应时间（CRT抵达）分钟数 ☐☐☐ 目标：<10分钟 花费在基层时间 分钟数 ☐☐☐ 目标：<30分钟 建议表格回顾 Y O N O

呼叫原则

如果是成人发生上述事件至少选择一项

是	否	
O是	O否	呼吸窘迫，气道急症，呼吸模式改变
O是	O否	呼吸频率大于30或小于8
O是	O否	血氧饱和度小于90
O是	O否	血压小于90，尽管已干预
O是	O否	脉搏大于130或小于50
O是	O否	神志状态恶化
O是	O否	没有终末期肾病的患者4小时平均尿量小于30ml/h
O是	O否	反复/延长的痉挛
O是	O否	兴奋/谵妄
O是	O否	难以控制的疼痛
O是	O否	出血
O是	O否	病房医生不能迅速获得主治/会诊医生
O是	O否	无法获取医生的回应
O是	O否	启动需求链
O是	O否	在呼叫内科医生前病房医生需要再次评估
O是	O否	病房医生关注患者的状态（请记录特殊关注事项）
O是	O否	其他（在下面横线上填写）

儿科—如果是儿童发生上述事件至少选择一项

是	否	
O是	O否	呼吸窘迫，气道危急，呼吸模式改变
O是	O否	呼吸频率 ☐☐☐
O是	O否	血氧饱和度 ☐☐
O是	O否	血压 ☐☐☐/☐☐☐
O是	O否	脉搏 ☐☐☐
O是	O否	神志状态恶化
O是	O否	反复/延长的痉挛
O是	O否	兴奋/谵妄
O是	O否	难以控制的疼痛
O是	O否	病房医生不能迅速获得主治/会诊医生
O是	O否	病房医生需要再次评估
O是	O否	病房医生关注患者的状态（请记录特殊关注）
O是	O否	尿量减少
O是	O否	无法获取医生的回应
O是	O否	反复/延长的呼吸暂停
O是	O否	其他（在下面横线上填写）

采取的措施：至少选择一项

O是 O否 都不需要/重新确保已给与 O是 O否 患者评估 O是 O否 医生呼叫
O是 O否 指令接受 O是 O否 启动心跳骤停前诊治程序

成人心跳骤停前诊治程序

O是 O否 急性呼吸困难 O是 O否 胸痛 O是 O否 咳血 O是 O否 Symp.过缓
O是 O否 意识丧失 O是 O否 Symp.血压下降 O是 O否 急性癫痫 O是 O否 急性过敏反应
O是 O否 早期败血症干预 O是 O否 Symp.过速

CHAO/Pedi心跳骤停前干预

住院后24小时内进行快速反应团队的呼叫 O是 O否 在转至急症监护后48小时内进行快速反应团队的呼叫 O是 O否

患者结果：至少选择一项

O是 O否 不需要采取干预 O是 O否 快速反应团队干预后病情稳定，维持在病房 O是 O否 转至更高级别监护
O是 O否 患者警报 O是 O否 患者死亡 O急症监护 O IMC O Tele

其他评论：

注册护士姓名　　呼吸治疗师姓名　　病房监管者姓名（可选）

请勿复印

图 5-4. 快速反应团队成员使用这个文档记录工具来记录并追踪快速反应团队呼叫相关的信息，包括呼叫原因，针对呼叫发生的行动，呼叫的结果。该表格对于成人和儿童患者拥有特殊的标准来启动呼叫。

来源：Seton 家庭医院，经许可使用。

快速反应团队评估表格

呼叫快速反应团队的日期：________________

部门：________________

你发现快速反应团队使用简便吗？　是？否？

快速反应团队像预期的那样在 10～15 分钟内到达吗？　是？否？

联系快速反应团队的原因：

☐ 当我对患者情况的严重性不确定时的又一种选择

☐ 在我呼叫主管医生但没有得到足够的回应后

☐ 无法联系到患者的主管医生

☐ 其他：________________

患者的结局如何？________________

快速反应团队的工作如何？________________

快速反应团队没有进行相应的工作服务或需要改善？________________

姓名：________________

在完成后，员工护士和(或)主管护士应该在被给予传真号码的情况下请复制并这个表格传真给 CORT。

图 5-5. 这个表格帮助 Seton 评估快速反应团队项目的成功。在内外科病房，在呼叫完成后由员工或主管护士填写。

来源：Seton 医院之家，经许可使用

工具条 5－1. Seton 医院之家急诊

一年期小组资料，从 2005 年 5 月 1 日到 2006 年 4 月 30 日

呼叫的数目（七个医院）	823
反应时间<10 分钟	98%
入院 24 小时内呼叫	26%
入院 48 小时内呼叫	9%
转移到高级别护理的比例	46%
濒危方案的使用	14%*
CRT 拜访同时发生呼叫	3%

* 濒危方案仅适用于成年人群

总死亡率

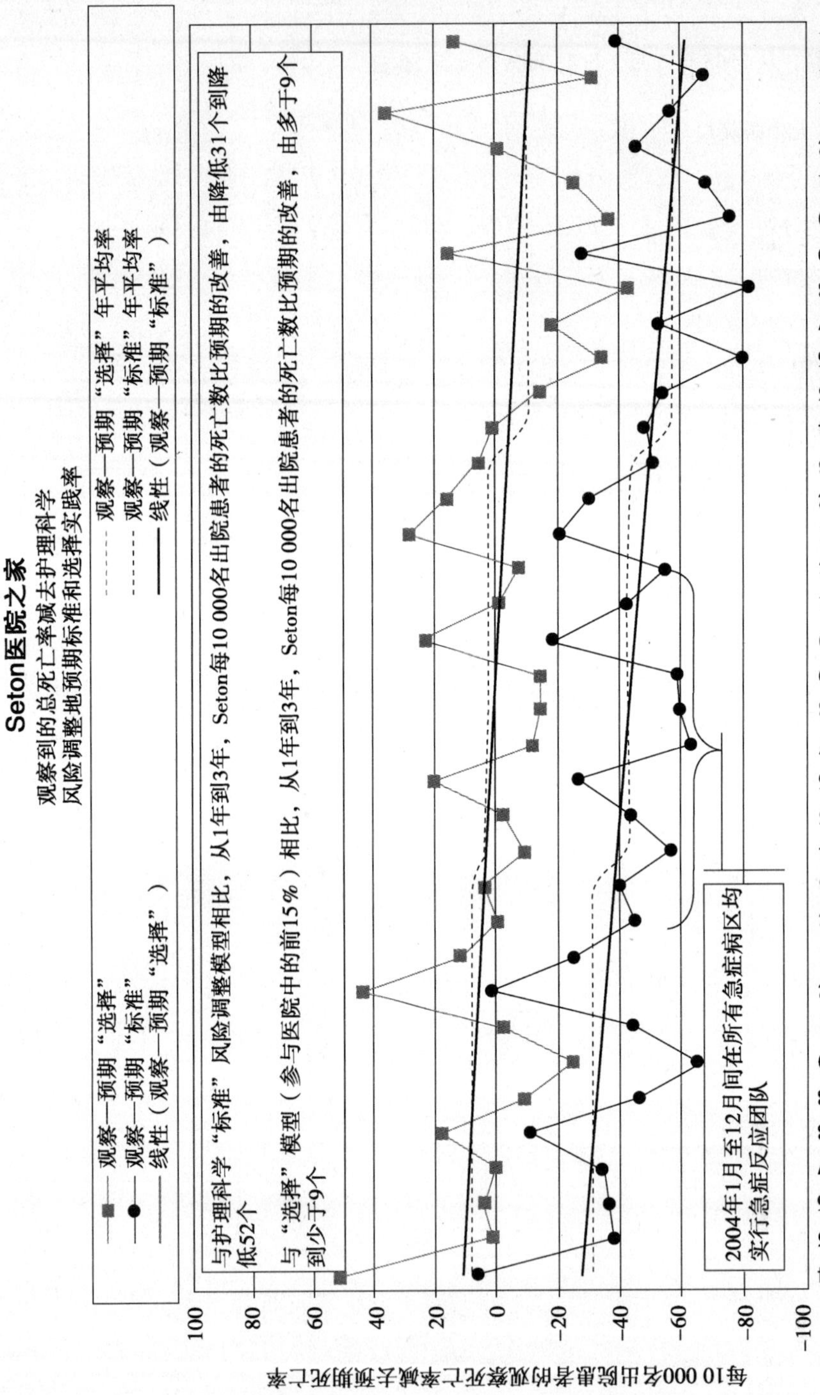

图 5－6. 本图标描述了该机构随时间跟踪每 10 000 名出院患者的观察死亡率减去预期死亡率。

来源：Seton 家庭医院，经许可使用。

案例 6：

大学医院 Richmond 医学中心

在读完关于应急医疗团队（MET）的内容后，在大学医院 Richmond 医学中心（形式上是大学医院医疗系统［UHHS］Richmond Heights 医院）的医师开始与这个机构的 ICU 和研究服务的管理者探讨这个问题。机构决定创建一个应急医疗团队是一种可以极大地有利于医院和患者的很有意义的主动行动。

大学医院 Richmond 医学中心的第一级紧急医疗团队由一名 ICU 护士、呼吸治疗师和一名内科医生组成的。在医院内的任何一个人都可以激活紧急医疗小组，小组将来到患者床旁，评估患者情况并采取一定行动。组织制订了一些规则来保证小组的启动，包括心律、血压、呼吸频率、精神状态和尿量的改变。当组织的成员感觉“有些不正常”时，组织也允许成员激活小组。

该团队如何工作

在医院内，个人可以用任意电话拨打号码 77 来呼叫该团队。接线员将优先接听这些电话。接线员将患者的房间号码传呼到紧急医疗小组的传呼机上面，同时也发出一个高级传呼。小组在 5 分钟以内对传呼做出反应。“刚开始，我们并没有把高级传呼列入小组激活的一部分。”大学医院 Richmond 医学中心 ICU 的管理者 Sharon Garretson 说，“高级传呼还有另外一个好处，它可以使所有的成员知道小组正在工作，并使大家增强了 MET 可以帮助他人的信念。”

在小组成员到达患者床旁后，他们迅速进行评估和采取措施。这些措施包括在床旁对患者进行干预，或者将患者转移到更高级的监护，例如电视监控病房或者 ICU。如果需要更多帮助，他们就允许启动第二级 MET，也通过电话来启动这个过程。

案例一瞥

医疗机构的名称

坐落在 Ohio 的大学医院 Richmond 医学中心是一家拥有 228 张病床，综合紧急救助，全服务医疗和外科手术的医院。

应急医疗团队项目的有趣之处

大学医院 Richmond 医学中心将实行 MET 项目的大部分努力都放在教育上。在实行项目之前，组织就对成员，进行 MET 知识的全面培训。组织觉得通过这样的全程教育，可以避免成员之间的争讨以免延误 MET 建设。

积累的经验

组织还应用继续教育来帮助项目成功。大学医院 Richmond 医学中心用拥护者来为项目聚集热情、维持兴趣，组织还分享成功并强化这项项目能够救人性命的信息。无论何时成员感觉焦虑，他们都能够呼叫小组，小组将回应呼叫并将其作为继续教育的机会。

结　果

作为 MET 项目的结果，大学医院 Richmond 医学中心已经发现患者的心跳骤停率、死亡率、在 ICU 之外发生心跳骤停的数量都有所下降。每 1000 名患者心跳骤停的患者已经下降了 44%，整体死亡率下降了 14%，组织还发现在 ICU 之外发生心跳骤停患者的数量下降了 67%。

在呼叫过程中或呼叫之后，小组的成员用表格来列出呼叫的内容，包括呼叫的原因，对患者的评估和所作出的措施（图 6－1）。

教育是关键

大学医院 Richmond 医学中心的项目重心是教育。“在我们激活项目之前我们做了很多基础的工作。” Garretson 说，“我们和工作成员已经工作了 4 个月，教育他们 MET 的概念，他们的角色是什么，小组如何对患者有益。”机构不但对小组成员进行 MET 项目的培训，而且对可能启动小组的其他员工也进行了培训。这些培训每天白天、晚上、周末都回开展很多次。

文件工具

迅速反应小组-质量检测

最初呼叫原因

□ 心脏

□ 呼吸

□ 神经

□ 其他　　请列举：________________

第一级迅速反应小组是否 5 分钟内抵达：

内科医生　　□ 是　□ 否

ICU 注册护士　　□ 是　□ 否

呼吸治疗师　　□ 是　□ 否

第一级迅速反应小组是否实施干涉：

□ 是　□ 否

如果否，是否对启动呼叫的人提供教育：

□ 是　□ 否

如果提供了教育，那么教育的类型是________________，

谁进行的教育________________

患者是否有心脏/呼吸骤停：

□ 是　□ 否

内容：________________

____

____

____

____

____

____

结果：

患者是否在医院存活：

□ 是　□ 否

如果是，患者去处：________________

（待续）

文件工具（续）

UniversityHospitals HealthSystem

Richmond Heights Hospital

迅速反应小组记录

呼叫人员：________ 房间号码：____ 第一级呼叫时间：______ 抵达时间：____
日期：______ 地点：________ 第二级呼叫时间：______ 抵达时间：____

最初呼叫原因
☐ 成员焦虑/担心
详细说明：________

☐ 心律<40　☐ 心律>130
☐ 收缩压<90　☐ 急性神志改变
☐ 呼吸频率<8　☐ 呼吸频率>30
☐ 血氧饱和度<90%　☐ $FiO_2 \geq 50\%$
☐ 呼叫级别：________

建议/干涉

气道/呼吸：
☐ 经口气道
☐ 气道切开
☐ 雾化治疗
☐ 插管
☐ IPPV
☐ 气袋面罩
☐ 氧气面罩/鼻
☐ ABG
☐ CXR
☐ 未进行干预

循环：
☐ 静脉输液
☐ 血
☐ EKG
☐ 心肺复苏
☐ 除颤
☐ 心脏电复律
☐ 呼叫
☐ 未进行干预

给药：________

其他干预：________

事件结束时间
结果：☐仍在病房　☐转至ICU　☐转至SDU　☐其他 ________

☐ 最初通知的医生签名：________
时间：________

评估：
体温 ____ 血压 ____ 心律 ____ 呼吸频率 ____
血氧饱和度 ____ GCS ____

签字：

医生：________ 打印名字：________
医生：________ 打印名字：________
ICU护士：________ 打印名字：________
呼吸治疗师：________ 打印名字：________

请勿在此线下填写
149912 (R4/05)　白色联放于病案　黄色联用于质量管理

图 6-1. MET 成员用这个文件工具来帮助记录和追踪 MET 呼叫信息，包括呼叫的原因，发生呼叫后采取的行动和呼叫的结果。这个工具也能通过追踪 MET 呼叫来提供质量检测。

“我们在 8～10 周内开展了 32 次学习，这样成员们就可以选择他们合适的时间来参加学习，学习是强制性的。” Garretson 说。

对于护士们组织使用幻灯片展示来介绍 MET 的概念。“在这个展示过程当中，Sharon 和我交流，呼叫小组的护士是这个小组的第 4 名成员，MET 将协助护士工作把在床旁将患者的需要记录下来。” 大学医院 Richmond 医学中心的管理者 Mary 说。通过这种展示组织表示这种小组是用来协助护士工作而不是接管他的患者。

大学医院 Richmond 医学中心也用幻灯片来教育 MET 的成员。教育的重点在指导小组成员如何反应，包括如何填写文件工具和如何帮助护士记录。Rauzi 说：“我们强调小组的关键是帮助评估患者的需要和在此过程中所创造的学习机会我们反复强调护士可以在任何他觉得忧虑的时候呼叫小组，小组便会作出反应。”

为了帮助成员记住规则，医院将规则贴在所有患者的房间（图 6 - 2）。Rauzi 说：“将规则贴在房间中可以帮助大家保持机警。比如如果一名护士助理正在检查生命体征，发现患者符合规则护士助理就要确定护士对此情况有所警觉。护士可以决定是否呼叫 MET。” 医院还印刷了口袋卡片，卡片一面印有规则另一面印有 SBAR（图 6 - 3）。为了帮助向患者与院内参观者提醒小组的存在，大学医院 Richmond 医学中心还将海报贴在电梯和大厅通道里（图 6 - 4）。

积极处理成员所关心的问题

对于 MET 成员，组织最初用值班表为小组配置特定的成员，这样就可以使所有 ICU 和呼吸治疗部门的成员在小组里有一定时间。Garretson 说：“这将持续大约一个月，现在小组接到传呼，如果部门没有正式为小组配置人员，那么在传呼时任何有空的人来负责这个呼叫，大多数人都喜欢为呼叫服务，成员现在都志愿加入这个回应呼叫的行列。”

最初 ICU 成员都担心 MET 会把他们从 ICU 患者的旁边拉走。为了打消 ICU 成员的顾虑，大学医院 Richmond 医学中心制定了一项约束来运行这个项目，如果需要便安排更多的全职雇员。Garretson 说：“我们不需要配置任何全职雇员因为这个项目不会花费 ICU 成员太多时间。它实际上在长时间运作时能够为 ICU 成员节省时间，因为只有最严重的患者才被送到 ICU 而同时其他的人都在床旁接受治疗，这便保证 ICU 成员将他们所有的精力都放在那些最需要他们帮助的患者身上。”

病房标准

RICHMOND HEIGHTS 医院的患者安全

当护士认为患者焦虑时他们可以呼叫
快速反应小组

护士呼叫标准

- 工作人员为患者担心
- 胸痛
- 心率急性改变，小于 40 或大 130
- 收缩压急性改变，小于 90mmHg
- 呼吸频率急性改变，小于 8 或大于 30
- 氧饱和度急性改变，小于 90
- 急性意识状态改变
- 尿量急性改变 4 小时内小于 50ml

切记：护士是患者的最佳拥护者，因此如果有疑问便立即呼叫。

图 6－2. 这个展板摆放在所有病房来提醒员工们呼叫应急医疗团队的标准。

来源：大学医院 Richmond 医学中心，经许可使用。

呼叫快速反应团队的卡片

呼叫快速反应团队的准则

- 员工担心患者。提示包括：患者感到不舒服，患者的脸色，烦燥不安或患者的监视报告极少改变或一点也没变化。
- 心率急性变化，每分钟小于 40 次或大于 130 次。
- 收缩压急性变化，小于 90mmHg。
- 呼吸频率急性变化，每分钟小于 8 次或大于 30 次。
- 血氧饱和度急性变化，吸氧后，但仍小于 90%。
- 意识状态的急性变化。
- 尿量急性变化，4 小时内小于 50ml。

呼叫快速反应团队的卡片（续）

SBAR向主管医生报告急性情况

S	情况 我在呼叫<患者的姓名和位置> 患者的报警状态是<呼叫级别> 我呼叫的问题是________________ 我担心患者会发生心跳骤停 **我已经评估了患者：** **生命体征：**血压______/______，脉搏______，呼吸______，体温______ 我担心： 血压，因为大于200mmHg或小于10mmHg或比正常降低30mmHg 脉搏，因为大于140或小于50 呼吸，因为小于5或大于40 体温，因为小于35.5℃或大于40℃
B	背景 **患者的神志状态：** 警觉，对人物、时间、地点有定向力 混乱，能合作，不能合作 兴奋或争论 没有活力，但能谈话，能吞咽 昏迷，不能清晰的谈话，可能也不能吞咽 昏睡。眼睛关闭。对刺激无反应 **皮肤：** 温暖干燥 苍白 有斑点 多汗 肢体冰冷 肢体温暖 **患者吸氧或不吸氧** 患者正给予_____（l/min）或（%）氧气_____min（h） 血氧计是_____% 血氧计未检测到良好的脉搏，读数不稳定
A	评估 就是我所认为的问题：<描述你认为的问题> 问题似乎是 心脏 感染 神经 呼吸______ 我不确定问题是什么，但是患者在恶化 患者似乎不稳定，情况可能在恶化，我们需要做些什么
R	建议 **我建议或请求**<描述你认为应该做的> 将患者转至急症监护 这次来看患者 和患者或其家属交待可能的报警状态 要求患者家属现在来看患者 请求会诊者现在来看患者 **需要做何检查** 需要做什么检查吗，例如X片，动脉血气，心电图，全血细胞计数，或BMP其他？ **如果在治疗中出现变化然后询问：** 生命体征多长时间测一次？ 这个问题预计持续多久？ 如果患者的情况没有好转，何时需要再次呼叫？

图 6-3. 这个卡片用来提醒员工呼叫应急医疗团队的原则。在卡片的背面也报括 SBAR 方法的描述。

来源：大学医院 Richmond 医学中心，经许可使用。

快速反应团队的电梯展板

满足我们新的战线
介绍
快速反应团队

在 Richmond 高级医院，总是在等待呼叫，这个由护士、治疗师和医生组成的新团队在发生急症前将急症监护很快带至患者床边。因为患者的安全是我们始终最先考虑的事情。

大学医院
保健系统

Richmond 高级医院

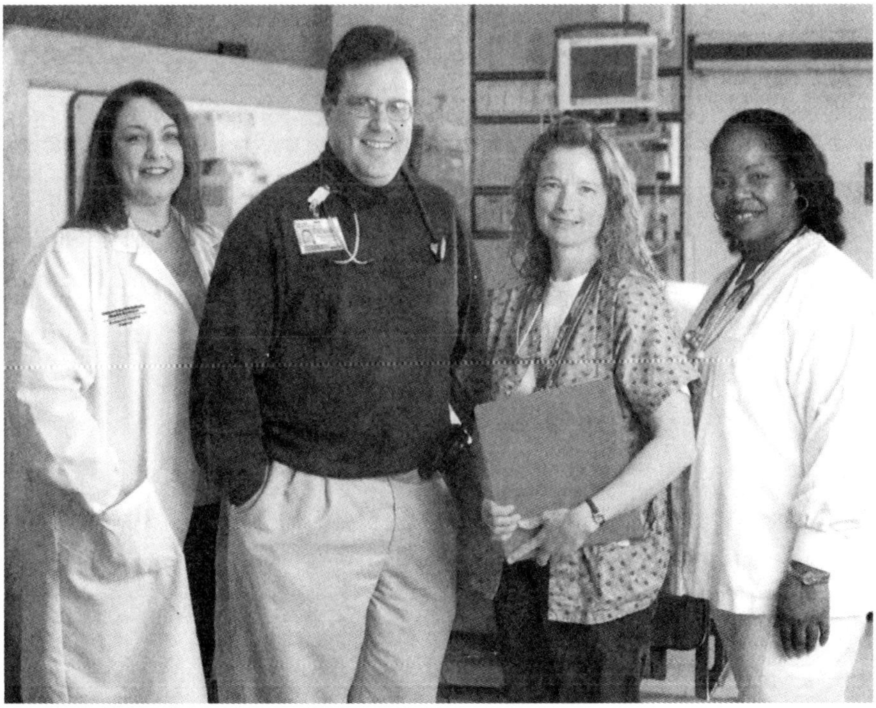

图 6－4. 该电梯展板用于在患者和医生中建立应急医疗团队的意识。

来源：Richmond 医学中心大学医院，经许可使用。

成功的评价

为了评价 MET 项目的成功，大学医院 Richmond 医学中心收集了大量的数据，包括死亡率的数据，每 1000 名患者发生心跳骤停的人数，以及在 ICU 以外发生心跳骤停人数。从 MET 项目开始它已经使死亡率减少了 14%，每 1000 日内心跳骤停的人数减少 44%。然后机构还看到了 ICU 以外心跳骤停的人数减少了 67%。Garretson 说："事实上我们从 2005 年 11 月开始在 ICU 之外已经没有发生过心跳骤停了。"为了使这个项目的成功得以继续，Garretson 和 Rauzi 出席成员会议并展示这个项目的结果（图 6－5、图 6－6 和图 6－7）。

不再仅为了护士

为了向患者推出这个项目，大学医院 Richmond 医学中心使这个项目对任何人都可用，不管他们是患者、医院成员还是医院的参观者。最近在医院委员会议中一个雇员感觉不适，在房间内的一名其他雇员感觉到一些事情不正常然后呼叫了 MET。小组在 5 分钟之内作出反应并对患者进行评估，然后雇员被转移到急诊室。在这次事故结束之后出席这次会议的一个管理者说，有这么巨大的资源可用使她感觉非常安全。

大学医院 Richmond 医学中心进一步的发展包括"有条件救助"小组，这是 MET 小组的延伸。条件救助小组允许患者及其亲属发现临床改变或对患者担心时呼叫救助。这样一来患者和他们所爱的人将会被照顾。Garretson 说："这正是我们要做的事。"

ICU 心跳骤停评估

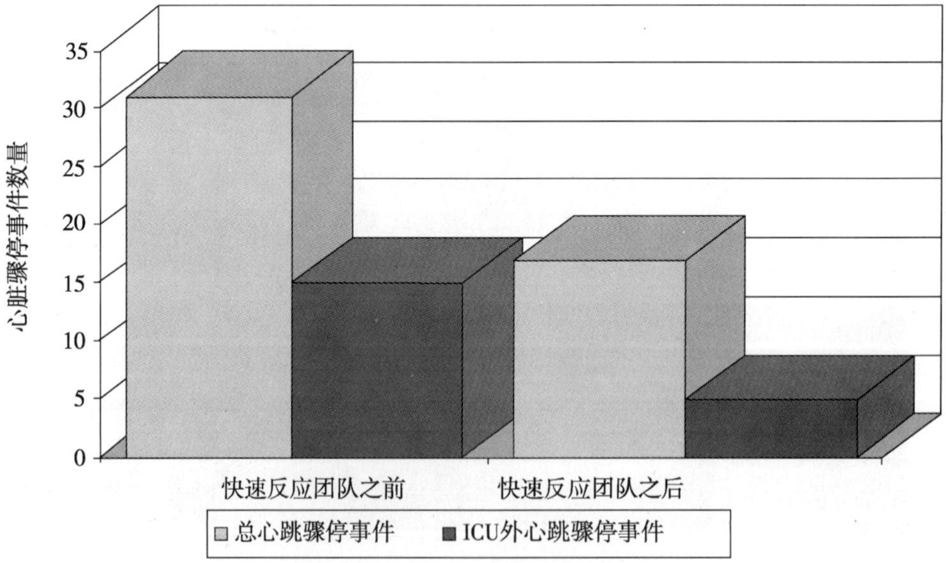

图 6－5. 这个图表显示了在实行快速反应团队前后发生在 ICU 内外的心跳骤停事件的数量。

来源：大学医院 Richmond 医学中心，经许可使用。

死亡率

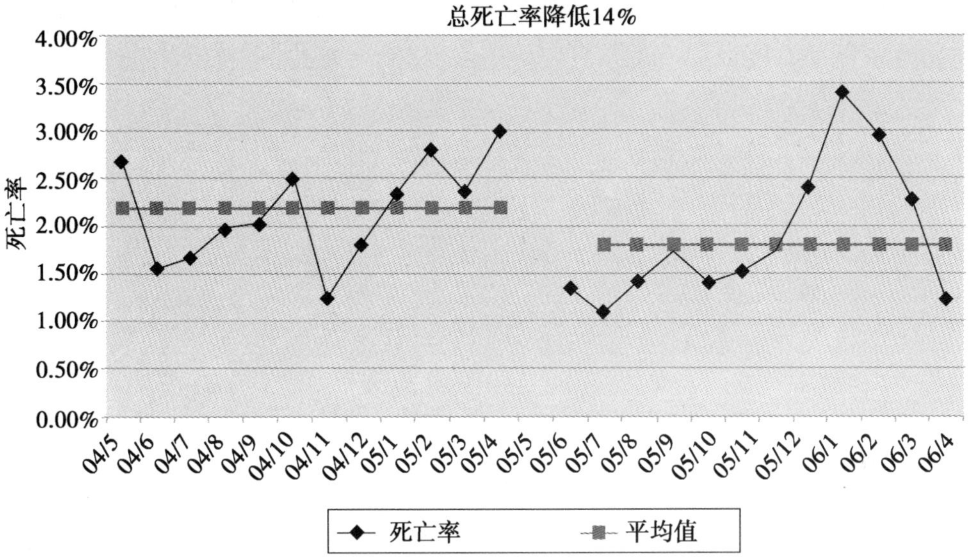

图 6-6. 本表格比较了该机构在实行应急医疗团队前后的死亡率。

来源：大学医院 Richmond 医学中心，经许可使用。

每 1000 名出院患者的心跳骤停事件

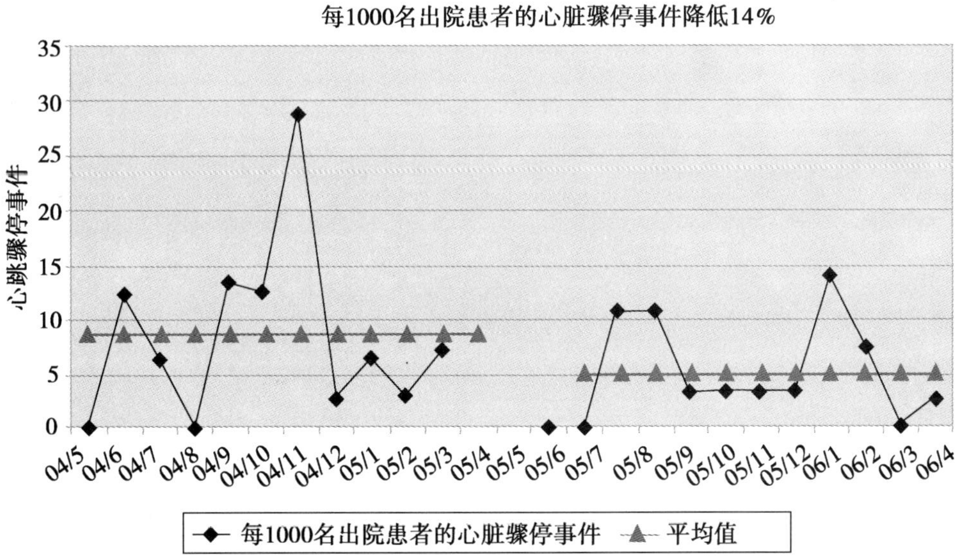

图 6-7. 本表格显示了该机构每 1000 名出院患者发生心跳骤停事件的数量降低。

来源：大学医院 Richmond 医学中心，经许可使用。

案例 7：

Pittsburgh 大学医学中心 Presbyterian 大学医院

Pittsburgh 大学医学中心 Presbyterian 大学医院（UPMC－P）已经拥有 MET 近 20 年，尽管这个系统现在看上去和以前有很大不同。在 1988 年一个医院高级医疗成员的妻子已经有了这样一个经历。她突然遇到一个事件并且没有得到有效处理。医生试图将他的妻子转移到 ICU，但是医院未及时提供病床。医生呼叫了重症监护病房的领导和一位 ICU 的护士要求他们来到他妻子的病房帮助她。他们这样做了并救了她的生命。在这个故事后医院的高层领导认识到这个概念的优点并想把它变成对所有来医院的人都可用。

医院成员妻子这个事件之后过了几年，UPMC－P 已经拥有了在整个医院都可以对紧急事件进行反应的小组。“虽然这个主意很好，但问题是这个小组的市场认知度不高，而且还未得到专家信任，另外工作人员不确定何时来使用它” Michael DeVita 博士说，他是 UPMC－P 最重要的监护医生，是协助医疗主任。在 1990 年后，UPMC－P 开始关注在导致院内损伤的错误，并开始认识到大多数的损伤都能够通过对 ICU 以外突发紧急情况的患者提供快速关键救治来避免。他们重组了小组，使它更加可靠，并把它扩展成一个可以为所有重要患者提供服务的大系统。如今，UPMC－P 所拥有的不仅是一个医疗紧急小组，它还拥有一个能够使成员尽早地发现和处理问题的系统，还可以通过救治危重患者来保证患者的安全。“当紧急反应小组成为系统中不可或缺的一部分时，” DeVita 说，“系统的各部门都一起工作来帮助成员发现并记录重症患者的需要。”除此之外，小组还包括以下内容：

- 事件监测和回应呼叫。有特定的规则来告知患者何时有危险，工作人员何时必须呼叫小组。
- 反应小组。这个小组负责在患者突然成为重症的几分钟内建立一个 ICU 环境。这个小组由两名 ICU 医生，两名 ICU 护士和两名呼吸治疗师组成，实际上，这也和“心跳骤停小组”相同。

案例一瞥

医疗机构的名称

坐落在 Pittsburgh，Pennsylvania 的 Pittsburgh 大学医学中心 Presbyterian 大学医院是一所拥有 567 张注册病床的医院。UPMC－P 是 Pittsburgh 大学医学中心的一部分，医学中心拥有 19 家医院，在西宾夕法尼亚覆盖超过 29 个城镇的医疗网络。

应急医疗团队项目的有趣之处

UPMC－P 的 MET 只是整个系统的一个组成部分。这个系统为 4 个由桥梁和水渠所分开的城镇的 4 家医院服务。组织为 MET 使用了一个区域系统，在这个系统里有 14 个 ICU 来为整个医院不同病房和护士区域作出反应。

积累的经验

UPMC－P 了解到了在周围建立快速反应系统的重要性。这个系统包括了解决问题的准则、一个能做出快速、可靠反应的小组，提高执行的数据和组织的支持。UPMC－P 还知道赢得工作人员支持的最好方法是分享那些能够使成员们使用小组后所获得的利益和提供正面的支持。

结果

实施这个系统以来，UPMC－P 有效降低了死亡率，并增加了 ICU 内心跳骤停患者的数量。

- 资料数据采集系统。这些数据可以指导机构了解系统里哪些方面运行良好，哪些地方需要改进。
- 为系统监察资源的组织机构。DeVita 说："这个机构能够保证系统正常运转，帮助我们来标准化 MET 的准则，为系统配置额外的护士，记录医生的担忧等等。"

小组如何工作

UPMC－P 的反应小组由一名重症监护人员，一名重症监护主治医师，两名 ICU 护士，两名呼吸治疗师，另外还有负责患者的住院医师与护士组成。

UPMC－P 的反应小组系统的目标是在患者床旁建立一个 ICU 环境。DeVita 说："我们要提供一个小的 ICU 环境，能够帮助治疗患者或将患者转移至更高级监护。"当患者遇到机构事先制订好的规则时，护士或住院医师便会呼叫小组，他们一起记录下患者所需要的。DeVita 说："我们从患者的角度出发，而不是从工作人员的角度。我们不说当你需要时呼叫，我们会说当患者符合规则时呼叫小组。"为了教育工作人员规则并使规则共容易被评估，UPMC－P 在每个护理病房都建立了印有规则的口袋卡片和招贴画，医院还为护士和医生提供在职的工作，并在医院内的每一部电话贴上呼叫小组的电话号码的贴纸。

面对工作人员的异议

在实施这个项目的过程中，UPMC－P 面临许多工作人员的挑战。参与的医生不希望他们自己的患者由其他人察看，同时住院医师和实习医师也不想启动小组，因为他们害怕这会是无能的表现。家庭工作的人员担心如果呼叫了小组，他们将不会学习到那么多，护士们则担心这可能会表现出她们的懒惰。这些想法代表的深层含义是，他们感觉 MET 不会对患者或组织有很大的好处。为了克服这些，UPMC－P 教育工作人员，并得到了医疗执行委员会的支持，并且逐步将小组如何使患者获益的数据分享出来。DeVita 说："我们所做的最重要的事情是当有人使用小组时得到了认可。" UPMC－P 发展出了一种监测工具，它可以帮助回顾心跳骤停和其他医疗危机，在这些情况里紧急可用的资源被认为不够充分。使用这个工具，医院就可以看到管理患者的护士或住院医师是否呼叫小组，如果呼叫了，是何时呼叫的。"例如，如果一位患者在 10：32 达到呼叫准则，住院医师或护士在 10：38 呼叫了小组，我们就给他们发一封庆祝的电子邮件来告诉他们他们是英雄，而相反，如果他们等到 4：30 才呼叫甚或还没有呼叫小组，我们也给他们发一封信来告诉他们，尽管我们欣赏他们的工作，但是我们认为他们应该呼叫小组，他们为什么没有呼叫。" DeVita 说。

在工作人员开始使用小组后，这个项目就像野火一样蔓延开来。DeVita 说："一旦人们看到这个项目所带来的好处，你便无法阻止它的蔓延。任何事情都不如成功有用。例如我们有一个主任，他让他的住院医师不呼叫小组，因为他们害怕他们不能学到如何处理事件。住院医在病房工作时，目睹一名护士呼叫并启动小组，并看到这个呼叫带来的益处。下次住院医师遇到相同的情况，他就会呼叫小组了。"

数据的评价

为了促进系统提高，UPMC－P 也收集了结果数据来评价项目的成功。DeVita 说："从 2002 年的数据来看，我们使死亡率减少了 17％。90 年代末我们开始真正关注这个行动，如今我们回顾这些数据，发现与 90 年代末相比，死亡率减少了 38％。这些数据说明了这个系统与其他行动相比对死亡率有更大的改变。" UPMC－P 的这个项目自从 1988 年开始以来已经走过了一段长路。这个机构现在已经有了一个有效的、值得依赖的系统来帮助鉴别、反应、评估和治疗危重患者。

案例 8：

Providence Alaska 医学中心

Providence Alaska 医学中心（PAMC）对它的重症护理委员会提出应急医疗团队的概念时，医生们并不是很有热情（重症护理委员会是该组织中负责监督所有医疗保健行为制定和实施的机构）。但是当阅读了许多文献并开始在 IHI 工作之后，他们决定重新审视 MET 的概念，并且看到了它的优势所在。PAMC 的首席医疗发言人 Roy Davis 说：“我们开始把这看成是医护之间的一种自发的初始的举措，我们发现这是为护士提供帮助、加强重要思想、提升医护之间沟通的一条有效途径。”

PAMC 同时也开始研究这个计划能够挽救多少生命。Davis 说：“我们医院每年有近 370 个患者死去，使得 MET 计划对我们的死亡率可以有着巨大而突出的影响。使用 IHI 的一个公式，我们预计实施 MET 计划后，在 18 个月内可以减少 18 例死亡。这是一个很强有力的数字，会帮助我们在护理领导人和重症护理小组计划中得到支持。”

PAMC 的 MET 是由一名重症护理护士和一名呼吸治疗师构成的。Davis 说：“最开始我们计划使用一名高年资住院医生，但是遭到了很多医生的反对，他们觉得护士和呼吸治疗师是更合理的选择。”

准备开始

组织为这项计划配备了五名护士和七名呼吸治疗师，分成两组，12 小时换一次班。不接电话的时候，这个小组负责帮助向同事交班，随访观察入住 ICU 的患者，以及记录医院内其他的情况。

这个小组负责医院内除儿科和精神科之外的所有区域。Davis 说：“我们有一个儿科 ICU，24 小时有人值班。这个 ICU 负责医院内儿科出现的任何情况。考虑到我们从来没有收到过精神科的呼叫，因而我们认为在那里建立一个小组是资源的不合理应用。”

在为 MET 选择人员的时候，PAMC 所关心的是每个人的交流能力。Davis 表示：“我们需要一些可以教育楼层护士并且有能力为她们提供合适指导的具有很强交流能力的人。只要有一个楼层护士感觉不好，整个计划实施起来就会有困难。”

小组成员选好之后，机构把指导委员会集合到一起，来帮助实现整个计划。选好的 MET 成员，从医院里选出的护理管理者，以及一位呼吸治疗管理者共同组成了这个小组。大家共同制定出了一个可以使这个小组工作起来的标准（图 8 - 1）。然后把这个标准印到卡片上，分发给每一楼层的护士，并且做成海报张贴在整个医院内。

MET 的成员和指导委员会一起，制定出了一个可以使小组成员顺利完成任务的事务细则（图 8 - 2）。这个细则得到了所有医生的同意。Davis 说："这么容易就得到大家的一致通过使我们很惊讶，我想这是因为我们的定位是正确的，我们把这个计划当作是一个帮助和支持护士工作的计划，医生是会全力支持的。"

案例一瞥

医疗机构的名称

Providence Alaska 医学中心是 Alaska 最大的医院，拥有 341 张床位，为整个州的民众提供全面的服务。

应急医疗团队项目的有趣之处

PAMC 已经进行了一些有创意的市场推广计划，来为这项计划做些保证工作。除了海报、护士胸前的卡片以及各种会议上的陈述，组织者还为使小组成员活动起来的人们提供了一杯咖啡和一个致谢的便条，这些对打电话的人来说是一种正向的推动力，可以使他们再次遇到需要呼叫的时候拿起电话。

积累的经验

对于 PAMC 来说，成功的关键是把最初的目标定位在支持护理人员以及使医护能够进行更好的沟通上。在交流作为可预防死亡的计划时，组织可以从护士和医生的领导方面得到很多有意义的收获。

结　果

PAMC 从 2006 年开始执行 MET 计划，这项研究目前开始逐渐显示出一个趋势，即观察到的死亡数和预期死亡数之比的下降趋势。

启动应急医疗团队的准则

Providence 早期评估提供小组

PEAT

呼叫 88－PEAT（88－7328）当：

- 员工担心病人
- 急性变化：
  - 心率每分钟小于 40 或大于 130
  - 收缩压小于 90mmHg
  - 呼吸频率每分钟小于 8 或大于 28
  - 尽管吸氧血氧饱和度小于 90%
  - 意识状态
  - 尿量 4 小时内小于 50ml

PEAT 反应单元

4N	3W	5 神经	PCU
5N	4W	5 康复	透析

PEAT 程序

PEAT 组成

急症监护护士和主管

呼吸治疗师

PEAT 回应

呼叫 88—PEAT（88—7328）

5 分钟内团队回应

交流

SBAR 情况—背景—评估—建议

PEAT 评估

与员工护士合作

PEAT 干预

使用 PEAT 程序 & 打印前指令设置

文档记录

员工护士 &PEAT 进程记录文档日志

& 所有合适的表格

不要让"星星之火"形成燎原之势

图 8－1. 这个卡片展示出在呼叫团队前需要的特异的准则。

来源：Providence Alaska 医学中心，经许可使用。

对成员的培训

为了使整个计划真正得以实施，PAMC 对 MET 成员和楼层内的护士进行了培训。对于 MET 成员，指导委员会用幻灯片配合讲稿的形式对他们进行讲述。同时也讨论了事务细则，并和 MET 成员一起查阅了相关文献，讨论了这个计划可能出现的结果。

对于楼层护士，来自 MET 的一个重症护理护士和护士管理者们在成员大会上用幻灯片和讲稿的形式进行讲述，说明了这个计划如此重要的原因，这个计划都要做些什么，应该如何去做（图 8－3）。PAMC 在计划真正开始实施之前，用了 3 个月的时间来推行计划和培训成员。Davis 说："很多成员没有真正理解此次计划的理念，一些楼层内的护士认为 MET 只是一个与众不同的能被呼叫的组织。我们强调，当患者符合大致的标准时，一定要呼叫 MET。"

指令设置

☐ STAT

1PORD

8611-014 (2/06)

Providence早期评估提供小组指令

启动所有的指令除非排列或未核查表格

容量/血流动力学：

液体注射 ☐生理盐水（超过_____分钟注射500ml）

利尿 ☐呋塞米（LASIX）20mg 静脉应用1次用于利尿

☐其他：______

低血糖症的治疗（血糖小于60mg/dl或症状型低血糖）：

- 给予D50W静脉（参考下面的剂量）或如果能口服的话予以227g牛奶或113g果汁
- 血糖45~60mg/dl静脉给予12.5g葡萄糖
- 血糖小于45mg/dl静脉给予25g葡萄糖
- 每15分钟重新核查血糖并且像上述那样重复D50W静脉或口服摄入

呼吸：

氧疗 ☐吸氧保持血氧饱和度≥92%

双通道正压通气 ☐启动程序

支气管痉挛 ☐对于喘息或呼吸困难沙丁胺醇2.5mg雾化吸入1次

心脏缺血

☐ 阿司匹林81mg口服1次

☐ 硝酸甘油0.4mg舌下含服（可以重复至总量为剂量的3倍，胸痛后5分钟），维持收缩压>90

诊断：

ISTAT ☐动脉血气 ☐游离钙 ☐ 钾 ☐红细胞比容

☐ POC测试血糖

☐ 心电图

☐ X片 原因 ______

实验室检查 ☐全血细胞计数 ☐镁 ☐ 肌酸激酶 ☐肌钙蛋白-I ☐血培养（×2） ☐血糖

启动所有的指令除非排列或未核查表格

时间__________ 日期__________ ______________________医学博士签名

时间__________ 日期__________ ______________________注册护士签名

8611-014（2/06）

将病人的身份证
标签放于此处

Providence Alaska 医学中心

Providence早期评估提供小组

Page1

表1

图 8-2. 本表格是应急医疗团队使用的指令设置的样例。

来源：Providence Alaska 医学中心，经许可使用。

激活团队

医院内的任何人都可以用电话拨打设置好的号码，并提供患者的楼层号和房间号来激活团队。医院内的海报上和护士的卡片上都有这个号码。PAMC 为每一位 MET 成员提供了一个数字接收器，用来接收这些传呼。

小组人员到患者床旁后，首先评估患者的情况，和打电话的护士一起回顾评估中得到的信息，和护士一同决定下一步如何处理。如果需要找医生，护士会打电话，使用情况-背景-评估-建议（SBAR）的交流方式来进行这次谈话。MET 随时可以来协助这次交流，但是护士对这次交流负最首要的责任。正如在其他病例中提到的一样，SBAR 工具用于确保交流的完整和简洁。

记录通话内容

在通话过程中，小组成员把通话内容中的特殊信息记录到一个表格中。然后要把表格复印一份，放到患者的资料中，把另一份送到质量提高部门来进行数据收集（图 8－4）。组织者收集呼叫数量和电话数量等。医院会定期检查这些数据，看看是否有明显的变化。Davis 说："我们一般每周接到 12～17 次电话。如果变化显著，我们会深入调查其原因，并且记录下来。"

通话完成之后，呼叫 MET 的护士会得到一杯咖啡和一个来自 MET 的致谢便条，以此来感谢他的电话。Davis 表示："这对于护士来说，是一种正向的推动力，说明他通过打电话做了正确的事情。"

和组织的领导者交流

PAMC 的执行管理者小组会每周召开一次会议，讨论这一周医院内发生的事情。在会上，Davis 汇报这一周内死亡患者数，以及是否每一次患者死亡都有 MET 小组干预。Davis 说："这可以帮助我们与领导层交流，哪些死亡是不可避免的，而哪些是可以预防的，这对使用 MET 来说，有很好的影响。"

由于 PAMC 的计划是新近才开展的，数据刚刚开始显示一个下降的趋势。Davis 表示："我们所观察到的死亡数和预期死亡数的比例在缓慢下降，这不仅要归功于 MET，也与组织正在进行中的 IHI 的 10 万人运动是分不开的。"

应急医疗团队手册

Providence早期评估小组

PEAT

来到你身边

工具包

常见问题解答

参与部门指南

证据就在数字中

病例报告

广告

应急医疗团队手册（续）

Providence 早期评估小组（PEAT）

常见问题解答

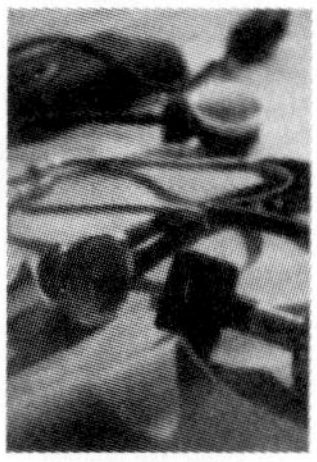

什么是 PEAT？

Providence Early Assessment Team（PEAT）、PAMC 快速反应小组（RRT）是一个一周 7 天每天 24 小时待命的、由医院多学科紧急情况处理专家组成的小组，其通过临床变化的早期诊断和及时处理，应对及满足可能患有心跳骤停患者的要求。

PEAT 的目标是什么？

在 PAMC 中，PEAT 的目标是预防重症监护病房以外（ICU）的患者因病情逐渐恶化而死亡。目标是在“星星之火”形成“燎原之势”前采取应对措施。

在 PAMC 中，为什么需要 PAET？

已证实，快速反应小组可挽救生命，减少患者住院天数，降低向更高级治疗单位转移的患者数量。在 PAMC 中，我们努力成为“最好中的最好”，因为我们肩负着自己的使命、梦想、核心价值，以及不断改进我们的四项核心任务——质量、顾客服务、人性化和经济效益。我们不仅探讨这些原理，而且更要实践。建立快速反应小组，来实现我们对患者、员工和医生的许诺。

是否存在支持 PEAT 概念的预后数据？

研究显示，在心跳骤停实际发生前 6～8 小时，有 70％的住院患者表现出可识别的临床变化。其他关于快速应对小组执行情况的研究也显示，ICU 外呼叫 99 事件、呼叫后死亡率和患病率、ICU 住院天数和住院总天数出现显著的减少，未涉及的护士、员工以及医生的满意度改进。

谁可以呼叫 PEAT？

作为患者治疗支持机构，在住院患者病房的任何人可以在任何时间呼叫 PEAT，来帮助治疗出现急性病症且满足一条或更多条已建立的临床标准的患者。

PEAT 中涉及哪些危重治疗专家？

PEAT 由危急治疗护士和呼吸科专科医生组成。这些训练有素的专家通过与病房护士和主治医生协作，以保证对病情逐渐恶化患者的救治及时和主动。

PEAT 成员扮演怎样的角色？

小组成员具有以下责任：（1）评估；（2）稳定病情；（3）通过沟通提供援助；（4）教育和支持；（5）通过必要的转院提供援助。

PEAT 是否影响该病房护士照顾患者的方式？

因为 PEAT 是一种为识别病情恶化患者情况的支持机构。在临床决定难于做出时，病房护士将接受临床支持。PEAT 成员有责任对所有 PAMC 医院护士其进行指导、支持，以及帮助其熟悉临床技能。

PEAT 将何时执行？

PEAT 将于 2006 年 2 月上旬开始执行。

应急医疗团队手册（续）

Providence 早期评估小组（PEAT）

参与组织的行动指南

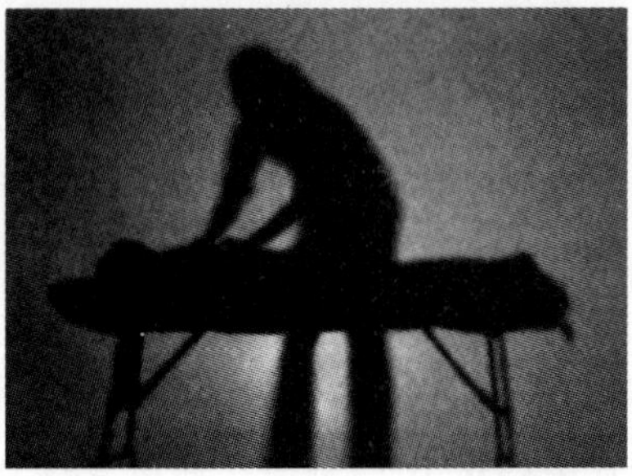

何时呼叫？

- 成员担心患者恶化时
- 急性改变：
  - ○ 心律＜40 次/分或＞130 次/分
  - ○ 收缩压＜90mmHg
  - ○ 呼吸频率＜8 次/分或＞28 次/分
  - ○ 氧饱和度＜90，尽管吸氧
  - ○ 尿量＜50ml/4h

如何呼叫？

- PEAT 有自己专用的寻呼系统。

PEAT 应答者想了解哪些情况？

- 患者状况怎样？
- 他们怎样救助？

当呼叫 PEAT 时可有哪些期望？

- 他们会在 5 分钟内做出应答
- 他们是会诊者
- 他们将帮助评估和处理患者
- 楼层工作人员将继续负责以下任务：
  - ○ 呼叫主治医生
  - ○ 除非需特殊技能，可使用药物和其他干预措施
  - ○ 在 DAR 中作记录
- 病房工作人员和 PEAT 将商议任务分工
- 教育
  - ○ 评估和危急意识
  - ○ 生理学和干预措施
  - ○ 政策和程序

PEAT 的目标是什么？

- 改善的患者情况
- 避免患者转运或必要时尽快转运
- 更新病房人员医疗技术
- 改进部门间的共同决策

我们如何知道 PEAT 是成功的？

- 呼叫减少
- 从普通病房转入 ICU 的患者数量减少
- 患者死亡减少

哪些人员在 PEAT 值班？

- 来自 ACC 的护士一周 7 天每天 24 小时工作
- 呼吸科治疗专家一周 7 天每天 24 小时工作
- 待命的医生（仅在主治医生无法到达时作为备用）一周 7 天每天 24 小时工作

追踪初始预后评估结果

- 每 1000 名 ICU 外出院患者的呼叫情况
- 每 1000 名出院患者的死亡率
- 每 1000 名出院患者的 PEAT 利用情况

应急医疗团队手册（续）

Providence 早期评估小组（PEAT）

数字证据

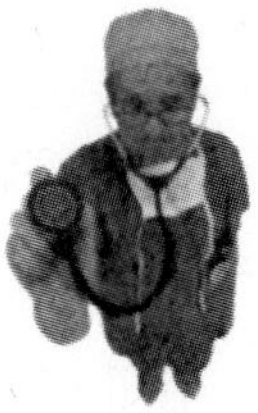

■ 虽然对心跳骤停的治疗随着时间在不断进展，但我们对该病患者的救治效果仍然停滞不前。BMJ. 2002；58：297－308

■ 经历过心跳骤停的住院患者仅有 17％生还出院。Resuscitation 2003；58：297－308

■ 通过对美国 64 家医院患者死亡率的调查，发现所有死亡病例中 48％属于第 4 部分：进入无 ICU 设备且未意识到其可能死亡的患者。虽然该部分有些死亡病例无法预防，但快速应对小组将影响该部分所占比例。

	ICU 准入	非 ICU 准入
合适的治疗	1　86/317 3％（0～14％）	2　402/3175 13％（0～40％）
不合适的治疗	3　1161/3175 37％（10％～72％）	4　1526/3175 48％（18％～76％）

■ 70％（45/64）的患者在实际骤停事件发生前 8 小时内，具有可识别的呼吸系统恶化表现。Chest. 1990；98：1388－1392

■ 66％（99/150）的患者在心跳骤停前 6 小时内出现异常症状和体征，有 25％的病例（25/99）通报给医生。Crit Care Med. 1994；22（2）：244－247

失败的原因有哪些？

没有做到：(1) 计划（包括评估、治疗和目标）；(2) 沟通（患者-医生、员工-员工、员工-医生）；(3) 意识到患者情况已恶化常导致抢救失败。IHI 2004

建立快速应对小组可带来哪些不同？

	之前	之后	减少
#心跳骤停	63	22	65％
死于心跳骤停者	37	16	56％
#骤停后 ICU 住院天数	163	33	80％
#骤停后住院天数	1363	159	26％
院内患者死亡	302	222	26％
			MJA2003；179－7

■ 在无 ICU 骤停中减少 50％

BMJ2002；34：387－390

■ 减少处理后紧急转入 ICU（58％）和死亡（37％）

Crit Care Med. 2004；32：916－921

■ 转入 ICU 前出现心跳骤停减少（分别为 4％和 30％）

Anesthesis 1999；54（9）：853－860

应急医疗团队手册（续）

Providence 早期评估小组（PEAT）

病例报告

一名 68 岁女性住进外科病房，诊断为短暂性脑缺血发作。入院后，密切观察病情，未发现残留肌无力和瘫痪。每 4 小时进行一次生命体征和神经系统检查。两次轮转后未发现患者病情变化。

在Ⅱ-7 轮次开始时，护士完成护理评估，发现患者言语混乱并且反应迟钝。值班护士通知了实习医生，后者指示护士在两小时内完成另一项神经系统评估。

中午 12：30，护理助理要求帮助。进入病室后，值班护士发现患者无应答且出现痉挛。她马上跑到护士站，找到医生工作站电话。实习医生接完电话，立即静脉注射安定 5mg。然后值班护士又回到护士站带该组输液到病房。

值班护士返回患者病室，发现其仍无反应，呼吸缓慢浅。患者的皮肤冰凉冷湿，口唇发绀，脉搏 38 次/分，很弱。护士让护理助理去叫住院医生。当住院医到达时，患者几乎心脏停博。当住院医开始察看情况时，整个心脏事件都发生了。

在这个情景里，在意识到患者神经状态改变时，应首先呼叫 PEAT 才是合适的。因为很有可能，主治医生要 60～90 分钟后才能到达现场评估患者情况。

在意识到患者情况改变时首先呼叫 PEAT，提供评估病情所需的准确信息。由于早期没有呼叫 PEAT，浪费了宝贵的抢救时间，患者情况恶化，直到出现心跳骤停。早期干预可避免出现这种情况。

从病室打电话给 PEAT 可允许护士有时间去执行护理工作，而不是在病床和工作站间跑来跑去。这个患者需要的是护士在床边维持体位和气道通畅。

病房护士可以根据标准比心跳骤停标准更灵活的危险评定标准呼叫 PEAT。我们希望在情况变为心跳骤停前呼叫帮助。为心肺骤停呼叫编码 99 的标准未改变。然而，我们增加了扩展标准，达到任何一个即可呼叫 PEAT。

应急医疗团队手册（续）

症状就是危险信号

PEAT

Providence早期评估小组

警告

危险信号

员工担心患者恶化

急性改变：心律<40 次/分或>130次/分

急性改变：收缩压<90mmHg

急性改变：呼吸速率每分钟<8或>28

急性改变：吸氧时氧饱和度<90

急性改变：意识改变

急性改变：尿量<50ml/4h

PEAT

Providence早期评估小组

来到你的身边

应急医疗团队手册（续）

注意

!

对即将出现危险的情况作出反应，
在患者状况变为不可逆前采取干预措施。

应急医疗团队手册（续）

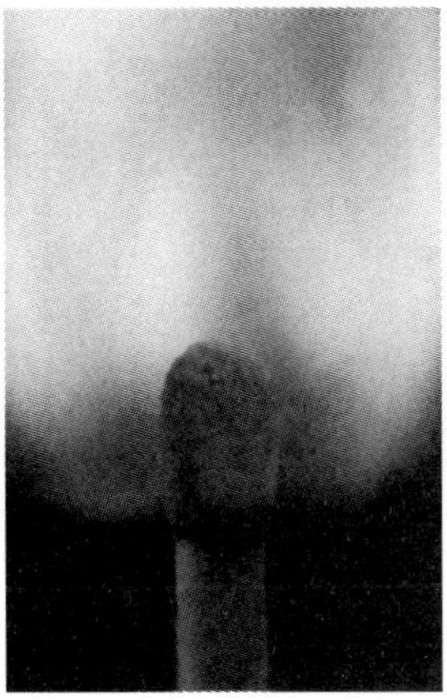

不要让星星之火……

形成燎原之势……

首先通知**PEAT**……当患者病情恶化首次出现信号时。

PEAT
Providence 早期评估小组
来到你的身边

员工担心患者恶化
急性改变：心律<40 次/分或>130 次/分
急性改变：收缩压<90mmHg
急性改变：呼吸速率每分钟<8 或>28
急性改变：吸氧时氧饱和度<90
急性改变：意识改变
急性改变：尿量<50ml/4h

图 8-3. 本新闻稿提供了应急小组实践指南和关于小组责任常见问题的回答。

来源：Providence Alaska 医学中心，经许可使用。

文件工具

Providence Alaska医学中心

预防性早期评估小组应对记录（由PEAT护士完成）

应答者信息	患者身份证明
病室/病房________ 日期________ 时间 ___:___（24小时制） 患者的护士 ________________ 主管护士 ________________ PEAT护士 ________________ PEAT值班医生 ________________ 专家 ____________________（若适用）	患者身份标签

PEAT处理信息

1. 谁呼叫PEAT？（可多选）	2. 启动应急小组原因？（可多选）	3. 呼叫PEAT原因？（可多选）
病房值班护士 值班医生 主诊医生	成员担心患者恶化 心动过缓 急性出血 气短 心动过速 心律失常 精神不稳定状态 高血压 低血压 排尿急性问题 胸痛 低氧血症 其他（详细说明）________________	病情急速恶化 过重的护理负担 主治医生应答延迟 第二个值班护士意见

4. PEAT应答前住院时间？（仅选一项）	5. 治疗方法？（可多选）	6. 诊断方法？（可多选）
急诊入院<12小时 直接入院<12小时 危重情况转院<12小时 麻醉后ICU转院<12小时 ____________ >24小时	呋塞米 扩容 D50W 右旋醣酐 氧疗 BIPAP 沙丁胺醇 阿司匹林 硝酸甘油 其他药物（详细说明）____________ ________________________	ISTAT：动脉血气 血浆钙 红细胞比容 钾 快速血糖 心电图 胸片 实验室检查：血细胞分类 镁 肌钙蛋白-1 肌酸激酶血培养（×2）血糖

7. 入院诊断？	8. 患者处理？（仅选一项）	如果患者要求转院，是在呼叫ACC转院前还是之后呼叫PEAT？（仅选一项）	9. PEAT接到呼叫后开始应对的时间？（仅选一项）
________________ ________________ ________________ ________________ ________________	患者仅接受PEAT治疗后即稳定 患者呼叫且存活 患者呼叫且死亡 患者要求转至更高级医疗单位	前 后	0~5分钟 6~10分钟 11~15分钟 >15分钟

10. 患者转至哪里？（若适用）	11. DNR状态？（为以下两项选择）	12. PEAT应对时间？（仅选一项）
ACC 下转/PCU/中间级别治疗单元	呼叫PEAT前患者是否DNR？ 是 否 呼叫PEAT后患者是否DNR？ 是 否	0~15分钟 16~30分钟 31~45分钟 >45分钟

该部分属于内部文件，并非医疗记录部分

受AS18.23.030及AS18.23.070（5）保护的机密信息。

图 8-4. MET使用该表专门记录呼叫信息（ACC，acute care center，急症监护中心。DNR，do not respond，无反应）。

来源：Providence Alaska 医学中心，经许可使用。

附　　录

以下附录提供来自 JCR 期刊（包括 Joint commission Perspectives on Patient Safety 和 the Joint Commission Journal on Quality and Patient Safety）的文章。这些文章提供对在医疗机构中建立 MET 的技巧和策略。还包括其他病例研究，并详细讨论了使用 MET 去处理各种情况的患者。

聚焦五方面
组建一支高效且有能力的应急医疗团队

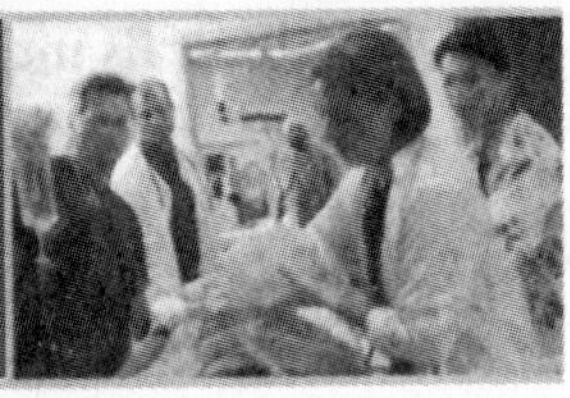

研究显示，所有住院患者的危重事件都伴有平均6.5小时的警告症状[1]。应急医疗团队（MET）有机会在出现首个问题症状时挽救患者，而不是在患者心脏停跳后再进行心脏复苏。现在的想法是，在迫近的危重事件首次出现信号时，动员一支专家小组，采取相应措施，而不是在处理危重情况前等待联系主诊医生。

无论呼叫MET、快速反应小组、应急医疗团队、或者急诊应对小组，都是指按照较宽泛的标准启动一个心脏骤停小组。

MET带来的益处：（1）减少没有计划的入住重症监护病房；（2）减少术后死亡率；（3）减少负性事件发生；（4）减少心跳骤停发生；（5）增加心跳骤停后生存率[1-5]。另外，可使病区护士有安全感，知道她们拥有安全网络以及他们有能力在危急时刻帮助患者。这里有五条策略，在你的机构中执行高效MET时可以用到。

参考文献

1. Bristow P. J. , et al. : Rates of in - hospital arrests, deaths and intensive care admissions: The effect of a medical emergency team. Med J Aust 173: 236 - 240, Sep. 2000.
2. Buist M. D. , et al. : Effeccts of a medical emergency team on reduction of incidence of and mortality from unexpected cardiac arrests in hospital: Preliminary study. BMJ 324:387 - 390, Feb. 16,2002.
3. Bellomo R. , et al. : Prospective controlled trial of effect of medical emergency team on postoperative morbidity and mortality rates. *Crit Care Med* 32:916 - 921, Apr. 2004.
4. DeVita M. A. , et al. : Use of medical emergency team responses to detect medical errors, Qual Saf Health Care 13:255 - 259, Aug. 2004.
5. Braithwaite R. S. , et al,: Use of medical emergency team responses to detect medical errors. Qual Saf Health Care 13:255 - 259, Aug. 2004.
6. Benczo C. , Gaudy D. , White T. M. : "Keeping each patient safe": Quality safety teaching/learning packets. Jt Comun J Qual Saf 30:676 - 680, Dec. 2004.

1. 将建立MET作为患者广阔安全氛围的组成部分。没有特别的方法建立MET。更重要的是慢慢改变机构内氛围，使成员有能力识别不稳定的危急情况并采取措施。这里涉及去除了呼叫帮助可以克服成员弱点的想法。机构必须使成员认识到，其有能力并且能够识别危重情况，以明白在危急时可以呼叫谁。

2. 项目小组的组成。现有的委员会，例如复苏或危重抢救委员会，可以成为组建MET的起点。通常情况下，一个MET包括危重急救护士、重症治疗专科医师和呼吸科医师。

项目小组应该建立启动标准和确定与小组联系的最好方法（例如，使用呼机或广播系统）。一些症状可启动应答：

- 呼吸速率过高或过低
- 说话困难
- 慢波过慢
- 患者烦躁、瞻望、或意识改变
- 反复或延长的惊厥
- 不能控制的疼痛

在Baptist Memphis医院，鼓励成员在感到患者有问题时呼叫MET。

3. 提供教育和小组培训。为应答人员、病区护士、或其他有关人员提供教育。例如，护理助手实施测量体温、脉搏、呼吸检查，在识别患者危重情况时都是至关重要的。启动者需要知道向谁呼叫寻求帮助，以及使用何种媒介。

为小组成员创造熟练技术和训练的必要条件。小组应对方案，包括标准化设备和流程。“应对者必须能知道小组需要什么，扮演什么角色和随后履行哪些责任？”，Micheal A. DeVita M. D. 建议说，他是匹兹堡医学中心（UPMC）Presbuterian医院的医疗主任，以及医疗急救应对改革小组（MERIT）委员会的主席。“必须花时间组织抢救生命”，他说。

在UPMC McKeesport，匹兹堡东南部，成员发展了一种教学/学习手册介绍给临床中的MET。手册使医生、护士和专家：（1）认识到早期干预的益处；（2）避免延长对病程进展缓慢的患者的观察时间；（3）集中于患者的护理，而不是增加资源投入和其他方面。

考虑在成员可携带的TPR纪录、海报和层压卡中列举触发症状。通过每年资格升级来强化知识。

4. 管理错误呼叫。错误呼叫（或飞行员测试）能够根据满足变化的需要，以及建立成员间的信任。错误呼叫保证在三分钟内召集设备和人员以及启动治疗。在执行错误呼叫前后收集资料，使成员能够看到对患者预后的影响。通过服务或面对面地交谈倾听他们的想法。

5. 常规评价应对。分析全部呼叫事件。

DeVita警告说：“从不问为什么被呼叫，只是解决问题”。“询问呼叫者是保证下次不再呼叫帮助的最肯定的方法”。取而代之，总结每次启动以改善流程，并防止下次事件的发生。追溯过去可以反映教育、设备或人员需要。

分析近期死亡病例，以决定24小时内的呼叫信号是否可启动干预措施。提供团体或个人的反馈信息。例如，考虑在医院的新闻栏里编写文章或简单提示，告诉护士，因为启动快速应对“你拯救了这个患者的生命”。

Joint Commission™ Journal on Quality and Patient Safety

应急医疗团队实例

使用应急医疗团队服务处理急性血栓性卒中

Daryl Jones, M.D.
Rinaldo Bellomo, M.D.
Tim Leong, M.D.

Series Editors: Michael A. DeVita, M.D., Rinaldo Bellomo, M.D., Kenneth Hillman, M.D.
Readers are invited to submit inquiries regarding their own case studies on rapid response systems to Steven Berman (sberman@jcaho.org) or Michael A. DeVita (devitam@upmc.edu).

本文报告了一例 54 岁男性，患有缺血性心脏病，出现胸部锐痛后入院。入院三天后，他出现了急性血栓栓塞性卒中，导致严重右侧偏瘫和意识状态下降，需要气管插管支持治疗。他接受了颅内血管造影和使用尿激酶局部溶栓，神经症状得到明显改善。在此讨论医院应急医疗团队在识别、总结和调整该患者处理中的角色。

设置

Alfred 医院拥有 350 张床位，是澳大利亚墨尔本莫纳什大学第三附属医院。医院提供广泛的医疗和手术服务，包括心胸手术和神经外科手术。此外，它拥有初级损伤和烧伤病区，为维多利亚地区服务，其还有骨髓、肺脏和心脏移植病区。

ICU 平均 30 张床位，为混合创伤、内科和外科服务。ICU 通过一个封闭的模式运行，即只有重症监护人员才能够提供各种治疗。

医院快速应对系统概览

医疗紧急应对呼叫的正式资料采集开始于 1999 年 1 月。那时，单一形式的应对系统（“蓝色编码”呼叫）处理患者的可疑心跳骤停事件。通过医院的接线总机通知小组成员。在 2000 年 11 月，现存蓝色呼叫小组的角色扩展到处理病区内未发生心脏事件但满足 MET 标准的不舒服患者。这类似于 Lee 及其同事描述的方法[1]。通过一个呼叫系统通知小组，就像医院公告系统的公告和“时钟”。MET 启动标准类似于别处描述的那样，基于心率（>130 次/分）、呼吸速率（8～30 次/分）和脉氧（吸氧状态下氧饱和度<90%）的混乱，以及急性意识改变。另外，“成员担心”标准允许以任何原因启动服务。

Joint Commission Journal on Quality and Patient Safety

2004年10月，对Alfred医院快速应对系统的组成、触发机制和启动方法做出许多调整，以增加处理满足MET标准的患者数量。首先，单一的蓝色呼叫系统被分割为两层呼叫系统。蓝色呼叫将被保存给已经出现心脏呼吸停止的患者。介绍MET呼叫，以满足达到生理学不稳定目标标准的患者，但其未出现心跳骤停。这种方法类似于Bellomo及其同事使用的方法[2]。

第二项改变涉及使用仅用于蓝色呼叫的高架钟声音。钟声太大而且干扰了员工呼叫MET，特别是在夜间。MET服务的启动涉及MET所在病房的广播和发送通告。第三项改变是增加心率和呼吸上限，这对达到MET标准的必要的，且与前述一致[3]。

最后，两个小组的人员组成改变了。编码蓝色小组保留从麻醉和心内科吸纳人员，但是MET服务仅由ICU的医生和护士组成。告诉管床医生所有医疗紧急应对小组的电话。

病例报告

患者为54岁男性，有缺血性心脏病病史。在入院前4个月有过急性心肌梗死，并通过经皮冠状动脉血管成形术成功治疗，此后一直服用氯吡格雷。他还有高血压高血脂。他在2005年八月因胸部穿通伤住进创伤中心，因为被别人用小刀在胸部扎了三刀。他接受了插管（左锁骨下肺动脉导管鞘，左股动脉插管），输液并输O型血复苏。紧急胸片显示右侧血气胸。紧急开胸手术显示右侧入内动脉撕裂，医生结扎了该动脉破口。患者在入院第一个24小时内失血5升。

脑CT平扫

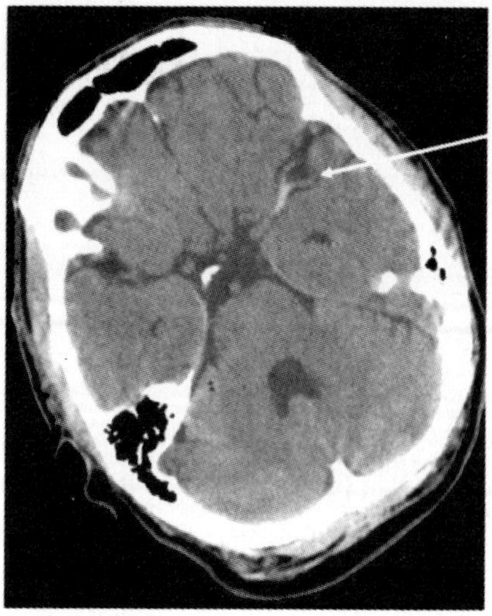

图1. 脑CT平扫显示大脑中动脉近端高密度影（箭头所指）。

患者接受了气管插管，两天后转回普通病房。在转出ICU后，他每天大概在九点时在病房接受常规的ICU会诊医生查看。在查房时，患者思维敏捷定向力好，血流动力学稳定。那天早上过后（大概上午11：05），患者突然出现意识下降，呼叫MET查看患者。MET在呼叫后5分钟内到达病房。当MET到达时，患者坐在床边的椅子上，不能向身体的右侧移动。他自觉地睁着眼，注视着左侧疼痛刺激的地方。血压是正常的（135/80mmHg）、窦性心律。

ICU护士和医生安排患者在11：30接受了CT扫描，头颅CT显示左侧大脑中动脉近端阻塞（图1）。

Joint Commission Journal on Quality and Patient Safety

脑血管造影

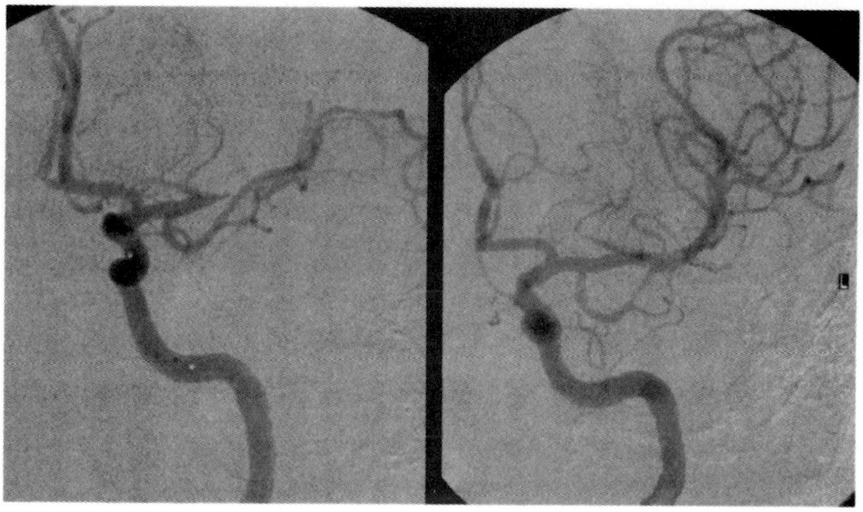

a　　　　　　　　　　　　　　b

图 2. 脑血管造影显示大脑中动脉阻塞（a）并成功局部溶栓后再通（b）。

卒中科医师和咨询的心胸外科医师参与该病例讨论。因担心全身溶栓后有胸腔内出血危险，患者被带去做血管造影，并在阻塞动脉局部行尿激酶溶栓。在进行该操作前，ICU 医生对他作了气管内插管以及安排了有创监测，在造影期间麻醉科医生提供了护理支持。

选择性溶栓开始于大约下午 1：30，使阻塞得血管再通（上图 2）；治疗后的脑 CT 基本正常（图 3）。

患者带着气管插管被送回 ICU，6 小时后苏醒。最初，他有明显的患侧上肢虚弱，但是该症状 24 小时后改善。在此入住 ICU 后的一天拔除气管插管，继续住院 13 天。

讨论

我们叙述的这个病例涉及一个复杂而又紧急的危重患者，他受益于 MET 系统成功的干预。MET 系统用来在病情恶化的早期确定、概括和治疗急性发作的病房患者，目的是防止心跳骤停、严重负性事件和无计划的入住 ICU 事件发生。

虽然在教学医院 MET 有三位核心成员（ICU 医生和护士，以及白班医生），应该强调，目前病例成功的预后来自于多名小组成员的参与（表 1）。

Journal on Quality and Patient Safety

溶栓后大脑CT平扫

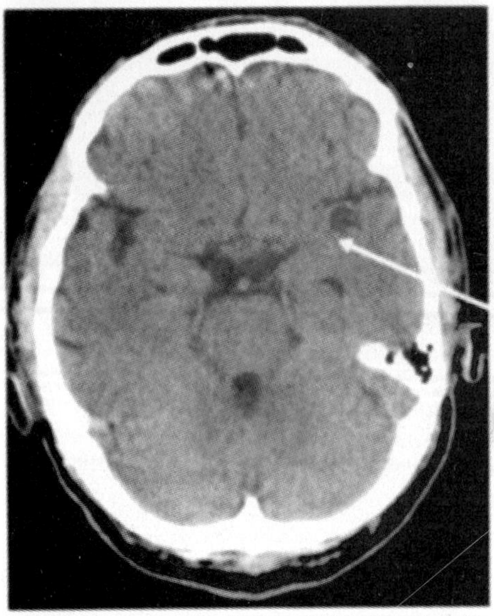

图 3. 溶栓后大脑 CT 平扫显示左侧大脑中动脉再通（箭头所指）。

呼叫标准确认患者身份，并且已获取快速检阅的 MET 服务启动。MET 服务的核心成员的初始角色是提供协调和及时的干预以实现阻塞血管的再通。ICU 医生负责迅速评估患者情况以及设计处理计划，他直接与参与治疗的心胸外科医生、卒中科医生和介入放射医师联系，以制定出所有成员同意的治疗计划。从呼叫 MET 服务到开始输入尿激酶的时间大约为两个半小时，少于栓塞性卒中溶栓治疗推荐的 6 个小时上限[4]。缺少 MET 服务的情况下，介入治疗较慢，可能实施全身的溶栓，患者的气道可能受到威胁。

Daryl Jones, M. D., is Senior Intensive Care Fellow, Department of Intensive Care, Alfred Hospital, Melbourne, Australia. Rinaldo Bellomo, M. D., is Intensive Care Consultant, Department of Intensive Care, Austin Hospital, Victoria, Australia. Tim Leong, M. D., is Intensive Care Consultant, Department of Intensive Care, Alfred Hospital. Please address correspondence to Daryl Jones, Daryl. Jones@med. monash. edu. au.

参考文献

1. Lee A. , et al. : The Medical Emergency Team. Anaesth Intens Care 23: 183 - 186, Apr. 1995.
2. Bellomo R. , et al:. A prospective before-and-after trial of a medical emergency team. Med J Aust 179:283 - 287, Sep. 15, 2003.
3. Bristow P. J. , et al. : Rates of in-hospital arreste, deaths and intensive care admissions: The effect of a medical emergency team. Med J Aust 173: 236 - 240, Sep. 2000.
4. Saver J. L. : Intra-arterial thrombolysis. Neurology 57(5 suppl2): S58 - S60, 2001.

Joint Commission Journal on Quality and Patient Safety

表 1. 该病例报告中 MET 服务“核心”和“扩展”成员的角色

小组成员	在患者处理中的角色
病房护士	■ 识别不舒服的患者 ■ 启动 MET ■ 向 MET 报告患者情况 ■ 通知患者的直近亲属
高年资病房护士	■ 协调病房护士为处理 MET 呼叫患者的护士所分管的其他患者提供护理 ■ 记录 MET 呼叫的前后事件
病房医院医疗人员	■ 向 MET 介绍治疗经过 ■ 插入其他的外周套管
医学研究员[†]	■ 通知创伤小组为 MET 事件和处理计划准备 ■ 通知放射科医生为紧急脑 CT 准备 ■ 首先通知卒中科医生
ICU 研究员[†]	■ 评估患者并制定治疗计划 ■ 协调 MET 核心和扩展成员 ■ 气道管理和气管插管 ■ 与心胸外科医生商定细节，包括问题的严重性和建议局部溶栓 ■ 接入有创监护 ■ 在医院内监护并陪护患者 ■ 联系麻醉科医生并移交患者
ICU 护士[†]	■ 记录该病例 MET 呼叫表格 ■ 准备和注射药物 ■ 帮助气道管理和气管内插管 ■ 帮助有创监护的插管 ■ 联系 ICU 管床护士，通告患者状态以及随后的入住要求
放射科医生	■ 准备紧急脑 CT 检查 ■ 对阻塞的大脑中动脉进行血管造影引导的局部溶栓
心胸外科医生	■ 对局部溶栓或全身溶栓治疗做出选择
麻醉科医生	■ 管理气管插管 ■ 脑血管造影期间的麻醉管理和生命体征监护

[†]MET 服务的核心成员

Joint Commission Journal on Quality and Patient Safety

快速应对系统的实例

使用应急医疗团队服务处理经皮肝穿刺活检后出血

Daryl Jones, M.D.
Rinaldo Bellomo, M.D.
Tim Leong, M.D.

Series Editors: Michael A. DeVita, M.D., Rinaldo Bellomo, M.D., Kenneth Hillman, M.D.
Readers are invited to submit inquiries regarding their own case studies on rapid response systems to Steven Berman (sberman@jcaho.org) or Michael A. DeVita (devitam@upmc.edu).

本文中我们将介绍一个 26 岁的女性患者，她接受了超声引导下的经皮肝穿刺活检。她在接受了这项操作后很快出现了严重的出血，需要紧急开腹手术来缝合出血的血管。在第二天早上三点，她的出血更加严重，又接受了受侵血管的血管造影下栓塞。医疗紧急小组（MET）24 小时待命，这里将讨论它在患者出血期间协调各项治疗的角色。

设置

Alfred 医院拥有 350 张床位，是澳大利亚墨尔本莫纳什大学第三附属医院。医院提供广泛的医疗和手术服务，包括心胸手术和神经外科手术。此外，它拥有初级损伤和烧伤病区，为维多利亚地区服务，其还有骨髓、肺脏和心脏移植病区。ICU 平均 30 张床位，为混合创伤、内科和外科服务。ICU 通过一个封闭的模式运行，即只有重症监护人员才能够提供各种治疗。

医院快速应对系统总结

Alfred 医院快速应对系统得发展已经在前面介绍过[1]。自从 2004 年 10 月，快速应对系统开始由单独的心跳骤停处理小组和 MET 服务构成。心跳骤停处理小组由医院员工通过医院接线总机启动，使用高架钟、公告和连续呼叫通知每个成员。还有 ICU 护士、麻醉科、心脏重症监护科以及内科医生组成。

MET 由 ICU 医生和护士组成，还包括一名内科医生。医院的任何员工均可启动 MET 服务，来应对监测到的生命体征的变化。尤其是启动标准涉及心率（40～140 次/分）、收缩压（＜90 mmHg）、呼吸频率（8～36 次/分），波动的意识状态和血氧饱和度（吸氧时血氧饱和度＜90%）。另外，“成员担心”标准允许以任何原因启动服务。

MET 的启动通过公共高架广播系统的通知实现，成组的呼叫信息被发送到小组每个成员。在上班时间里（早 8 点到下午 5 点），一个高年资 ICU 医生被分配去检查新的 ICU 请求和 MET 呼叫。夜班 MET 呼叫要求高年资 ICU 医生到场。在这期间，ICU 由初级 ICU 医生看管，使得高年资 ICU 医生可以一直在外处理。

Joint Commission Journal on Quality and Patient Safety

病例报告

患者女性，26 岁，有轻度间断发作哮喘病史。她还有静脉吸毒史和由此导致的获得性丙型肝炎病史。她服用的药物包括口服避孕药、舒喘宁和倍氯米松气雾剂。

在入院那天的早上，她的生命体征没发现异常（表 1）。两周前作过的血液检查显示正常的全血细胞计数和正常的凝血功能。她在 2005 年 9 月接受了超声引导的经皮肝穿刺活检检查她的丙肝情况。该操作于上午大约 9：00 由一位高年资胃肠科、有经验的医生施行，并且整个操作很顺利。

在穿刺后不久，患者抱怨腹痛。上午 10：45 分，她的血压 65/50mmHg，主班护士（表 1）呼叫了 MET。MET 在 5 分钟内到达，当时患者血压 77/54mmHg、心率 78 次/分。1000ml 胶体液经静脉输入，并抽血化验。腹部超声检查显示腹腔内大量游离液体，和一个大的肝囊下血肿。在随后的 4 个小时里，ICU 医生和护士评估患者有三种情况，大部分治疗由胃肠科医生完成。

患者在下午 2：45 分被推进手术室，医生吸出 2000ml 的血肿，并缝合了出血血管。另外，电灼肝边缘止血并在肝表面喷撒纤维组织胶。术前血液检查显示血红蛋白 7.2g/L，INR1.4。总共输血 4 个单位的压积红细胞和两个单位的新鲜冰冻血浆，4000ml 晶体液和 10mg 维生素 K。在复苏室稳定后，她被送回病房。

到达病房时的血压是 116/64mmHg、心率 104 次/分。直到第二天早上 3：45 她都是稳定的，那时医生发现她的血压是 90/65mmHg、心率 120 次/分。用电话通知了外科医院医疗官员血压下降情况，同时通过电话要求 MET 帮助。MET 在早上 3：50 达到现场，此时患者血压 80/50mmHg、心率 140 次/分。值班外科医生对再次电话呼叫 MET 感到很抱歉。她表示，尽管缺少生理学 MET 标准，但她还是希望呼叫 MET，因为她“担心患者”（成员担心标准）病情恶化。触诊患者有上腹部肌紧张和饱满感，提示有腹膜刺激证据。从肘窝插入另一根 16G 外周静脉导管，抽血检查。静脉输入 2000ml 胶体液，到早上 4：15，血压 120/60mmHg、心率 115 次/分。紧急动脉血气分析显示血红蛋白浓度 3.4g/dl，给患者输入 6 个单位压积红细胞、2 个单位新鲜冰冻血浆和 5 个单位冷凝蛋白。

通知了麻醉科医生和外科医生，表示患者有可能需返回手术室。外科医生同参与治疗的外科专家讨论了病情，之后患者成功接受了血管造影下出血血管栓塞术（图 1）。术后血液检查显示血红蛋白 7.1g/dl。ICU 医生看守患者将近 90 分钟，并且在栓塞手术期间，麻醉科医生保证了治疗的顺利进行。在 ME 呼叫结束时，ICU 护士和医生集体感谢了所有参与帮助 MET 的工作人员，并向外科医院医疗官员积极反馈了她启动 MET 服务的事情。

患者在同一天早上返回了手术室，接受了血肿去除术。她被收入高级监护病房以便监护，并在之后的住院期间输 4 个单位压积红细胞和 2 个单位新鲜冰冻血浆。5 天后出院。

Joint Commission Journal on Quality and Patient Safety

表 1. 病例事件总结

时间	生命体征和病理学结果	事件
第一天	INR1.1，Hb12.4g/dl，Plt 341	
7：50AM	BP118/73，RR16，HR 71	入住日间处理单元
9：30AM		活检
9：45AM	BP110/60，RR18，HR67	主诉疼痛（8/10 严重度）
10：45AM	BP65/40	启动 MET
10：50AM	BP77/54，HR78	MET 到达现场，输入 1000ml 胶体液
11：25AM	BP107/62，HR58	血液检查、超声检查
2：45AM	Hb7.2，INR1.4，Plt248	3 个单位 PRBC，2 个单位 FFP，开腹手术，2L 晶体液和 1 个单位 PRBC
7：45PM	BP116/64，RR12，HR105	返回病房
第二天		
3：00AM	BP120/75，HR96	常规观察
3：45AM	BP90/65，HR120	呼叫 MET
3：50AM	BP80/50，HR140，Hb3.4g/dl（ABG）	MET 到达现场，额外输入 2000ml 胶体液，血液检查
4：15AM	BP 120/60，HR 115，	6 个单位 PRBC，
	INR 2.3，APTT 56.9s，	2 个单位 FFP，5 个单位冷凝蛋白
	^{125}I 纤维蛋白原 1.0	
6：25AM	BP130/75，HR118	血管造影栓塞术
9：55AM	Hb 7，Plt128，^{125}I 纤维蛋白原	返回手术室处理血肿
	2.2，INR1.6，APTT41.5	
	BP125/70，HR100	
1：00PM	BP125/60，HR100	入住高依赖病房，4 单位 PRBC，2 单位 FFP

* INR：国际标准化比率；Hb：血红蛋白；Plt：血小板；BP：血压；RR：呼吸频率；MET：医疗紧急小组；PRBC：压积红细胞；FFP：新鲜冰冻血浆；HR：心率；ABG：动脉血气；APTT：部分凝血酶原时间。

讨论

我们介绍了这个选择性肝穿刺活检后严重出血病例，MET 参与了两次抢救。该病例突出了许多与 MET 系统方法的原理和哲学有关的内容，涉及处理突发异常住院患者。因此，MET 已在医院用来识别、总结和治疗突发异常的病房住院患者。它可以由医院任何员工按照预定标准启动。

预定的 MET 标准在两个事件中识别患者。然而，每个 MET 的呼叫者和 MET 启动标准都不同。对于第一个事件中，患者的收缩压＜90mmHg，值班护士呼叫了 MET。在第二个事件中，患者没有达到客观的生理学标准。代之以外科医院医疗官员根据“成员担心”标准启动了 MET。

Joint Commission Journal on Quality and Patient Safety

肝血管造影

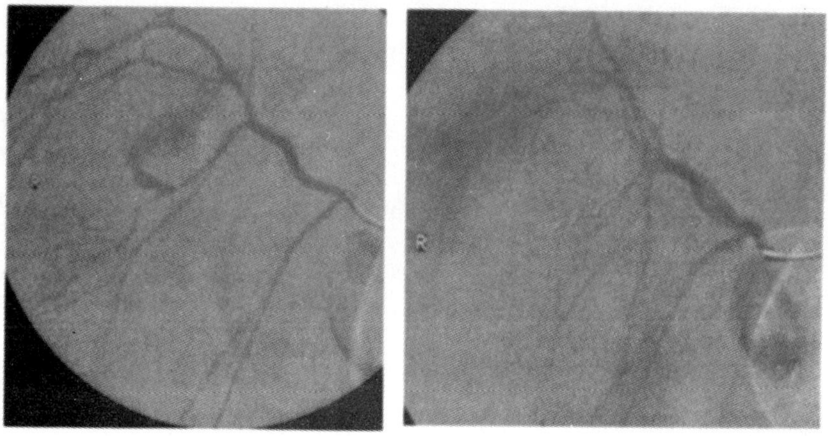

a　　　　b

图 1. 图中显示了出血肝脏动脉栓塞前（a）和后（b）肝脏血管造影。

MET 能够及时总结患者情况，在早上 10：45（办公时间）和凌晨 3：45（下班时间）。这符合前述的观点，即 MET 可以一周七天、每天 24 小时处理患者。另外，患者接受了大量且快速的液体和血液复苏。在两个事件中，我们相信对她治疗比普通方式处理的病例更有效而迅速。此外，MET 与首诊小组合作，参与了患者回到手术前的后继治疗和复苏。

最后，对于两个事件，患者的处理由 ICU 医生组织，由医院其他成员实施。两个事件中，需要细致的协调血液科、外科、麻醉科和放射科，还包括血库和手术室，以获得及时有效的服务。MET 在加快服务速度和协作方面起到重要作用，特别是涉及放射科工作时。该病例突出了：（1）高年资 ICU 医生参与治疗的重要性，他在处理和协调这种突发恶化患者方面有经验；（2）MET 系统小组参与。虽然小组参与了患者的治疗，帮助争取了治疗时间，但是在处理普通病房患者时，ICU 其他患者没有出现不良事件。我们也相信，向病房成员积极的反馈信息对保证 MET 服务持续顺利进行有重要意义。

Daryl Jones, M. D., is Senior Intensive Care Fellow, Department of Intensive Care, Alfred Hospital, Melbourne, Australia. **Rinaldo Bellomo, M. D.**, is Intensive Care Consultant, Department of Intensive Care, Austin Hospital, Victoria, Australia. **Tim Leong, M. D.**, is Intensive Care Consultant, Department of Intensive Care, Alfred Hospital. Please address correspondence to Daryl Jones, Daryl. Jones@med. monash. edu. au.

参考文献：

1. Jones D. , Bellomo R. , Leong T: The use of an MET service to manage an acute thrombo-embolic stroke. Jt Comm J Qual Saf Patient Saf 32: 361-365, Jul. 2006.
2. Lee A, et al. : The Medical Emergency Team. Anaesth Intens Care 23: 1883-186, Apr. 1995.

Joint Commission Journal on Quality and Patient Safety

快速应对系统的实例

哌替啶用药过量后患者自控镇痛的变化

Colleen Dunwoody, M.S., R.N.C.
Susan Skledar, R.Ph., M.P.H.
Stephanie Freeman, M.D.

Series Editors: Michael A. DeVita, M.D., Rinaldo Bellomo, M.D., Kenneth Hillman, M.D.
Readers are invited to submit inquiries regarding their own case studies on rapid response systems to Steven Berman (sberman@jcaho.org) or Michael A. DeVita (devitam@upmc.edu).

匹兹堡大学医学中心 Presbyterian 医院已经使用医疗紧急小组（MET）30余年。MET应对系统由4个独立部分组成：应答启动检测部门、事件应对部门、质检部门、管理评价部门。这篇文章说明了MET系统的成功之处，以及在应对该病例过程中的、对服务流程的监督和质量改进，从而来提高患者的治疗水平和增加患者的安全性。

病例报告

X先生47岁，患镰状细胞性贫血，因缺血性坏死接受了髋关节手术。他以前有过镰状细胞疼痛危象，但是使用了哌替啶治疗，没出现并发症。他有氢化吗啡酮和吗啡过敏史，两种药物均可导致其呼吸困难和皮疹。手术后，他再次出现镰状细胞疼痛危象，通过患者自控镇痛装置（PCA）注射吗啡治疗。手术5天后，他出现了强直阵挛性癫痫发作。MET启动。当MET到达现场，患者已无应答，脉搏115次/分、血压100/50，氧饱和度100%。共使用0.6mg纳络酮。几分钟后他恢复了意识。这次事件后，初治小组咨询了慢性疼痛服务部门，开始用芬太尼PCA治疗，此后的患者住院期间未出现其他事件。(表1)

讨论

该病例分析揭示了几个重要发现。匹兹堡大学医学中心长老会制定了哌替啶的使用指南，其中建议限制哌替啶PCA在48小时内，并且24小时内不超过600mg。这一限制意为防止出现去甲哌替啶蓄积和中枢神经毒性。病例中并未遵守这些指南，患者接受了超过推荐剂量的药物，并且可能由于神经毒性代谢产物蓄积发生癫痫。另外，初始治疗没有很好处理疼痛问题。在一个24小时期间，使用了三个独立的哌替啶PCA，每个都使用了不同的计量和输液速度。此外，给患者使用了自控的羟考酮和经皮芬太尼。医疗记录显示没有对使用这两种长效阿片类药物的合理性作出解释。为了改进对严重急性或慢性疼痛的治疗，更早期向慢性痛服务部门咨询可以改善镇痛效果，并提前预防并发症。

对MET应对的回顾显示，护理团队正确和快速的识别了危险情况。这使得对患者的严重损伤大大减少，因为在危象出现时有医生和护士可维持患者气道通畅和血流动力学稳定。对无应答的接受阿片类药物的患者使用纳络酮缺少合理性，而且使用剂量不合适。同时，纳络酮在哌替啶中毒时禁忌使用，因为它不能逆转去甲哌替啶的作用，甚至会因为阿片药物突然停药而加重神经系统的过度兴奋性。

Joint Commission Journal on Quality and Patient Safety

表 1. 病例时间线索	
第 1 天	髋关节手术
第 2 天	使用哌替啶 PCA 治疗镰状细胞疼痛危象
第 6 天	全身强直性阵发性癫痫发作 MET 启动 患者无应答 使用纳络酮治疗 患者恢复意
其余住院时间	咨询慢性痛服务部门 停止使用哌替啶 PCA 开始应用芬太尼 PCA 无其他事件发生

在这次负性事件后调整了几个程序。第一，PCA 哌替啶被排除在常规使用以外，因为它有毒性的代谢产物和有合理的可替代的药物可用。第二，为使用 PCA 药物的人员提供教育、指出风险、可能的错误来源。第三，将哌替啶 PCA 从 PCA 医嘱单中的预选项中删除。从新编写 PCA 医嘱单，以减少发生错误的机会。为患者提供哌替啶 PCA 的替代药物，为对吗啡或氢吗啡酮有禁忌使用的患者提供替代药物，药物与治疗委员会证明，医生可使用芬太尼 PCA 在疼痛处理、缓解治疗和危急时的治疗。第四，处理受到疼痛困扰的患者很困难，训练员工并鼓励他们向慢性痛咨询服务部门咨询，该部门由受过疼痛治疗学培训的麻醉科医生和护士组成。此外，所有员工受到疼痛处理教育，包括“疼痛卡片”的使用（可在线服务）。护士、药师和医生收到纳络酮使用适应证的信息，以及装在纳络酮安瓿里的治用指南。已经认可的医院政策和纳络酮使用程序也在这里（附录 1）。每季度由 PCA 任务组收集并分析质量改进资料，向药物与治疗委员会和患者安全委员会报告。最后，药剂师每天回顾收到哌替啶医嘱的患者，并建议他们使用替代药物。

该病例中的 MET 实现了快速患者的评估和治疗。MET 回顾委员会识别了哌替啶使用的安全性并且组建了专家委员会以回顾该病例和其他病例的 PCA 使用问题。PCA 安全性任务组处理安全方面的问题，他对这个病例的回顾未发现文献中报道过的错误。然而，该病例提供了回顾所有类型错误的机会，通过更多的方法防止使用 PCA 带来的无意识伤害。MET 的使用和随后的质量改进使哌替啶使用和与之相关的副作用出现了戏剧性的下降。与实施指南前两年比较，哌替啶的使用下降了 45%，现在少于阿片类药物总使用量的 10%，副作用从每年 12 起下降到少于 2 起，员工对 PCA 使用的了解也由此增加。

Colleen Dunwoody, M. S. , R. N. C. , is Advanced Practice Nurse for Pain Management, University of Pittsburgh Medical Center-Presbyterian, Pittsburgh. Susan Skledar, R. Ph. , M. P. H. , is Associate Professor, School of Pharmacy, University of Pittsburgh, Pittsburgh, and Stephanie Freeman, M. D. , is Clinical Fellow, Department of Critical Care Medicine, School of Medicine, Please address correspondence to Colleen Dunwoody, Dunwoodycj@upmc. edu.

参考文献

1. American Pain Society: Principles of Analgesic Use in the Treatment of Acute Pain and Cancer Pain 5th ed. Glenview, IL: American Pain Society, 2003.
2. Kaiko R. F. , et al. : Central nervous system effects of meperidine in cancer patients. Ann Neurol 13:180-185, Feb. 1983.

Joint Commission Journal on Quality and Patient Safety

附录 1 纳络酮使用及患者检测指南 *

1. 在使用纳络酮前，患者必须满足下列条件：
   - 镇静评分=3（昏昏欲睡；难于唤醒）
   - RR<8，或者氧饱和度<92%且 RR<12
   - 瞳孔缩小

   若为满足这些标准，可根据医生评估和临床判断决定。
2. 若满足上述所列标准，停止已使用的阿片类药物和苯二氮类药物，静脉通道保留。
3. 提供氧 STAT。
4. 严密监护患者。继续唤醒患者。请求同事帮助。
5. 获得内科医生使用纳络酮的医嘱：纳络酮 0.04mg IV q 1min，直到患者意识出现改变。用生理盐水将 0.4mg 纳络酮稀释为 10ml（1ml=0.04mg），装于 10ml 注射器中。
6. 通知初始治疗医生和（或）所需要的工作人员去评估患者。若工作人员未能在 5 分钟内到达现场，患者对纳络酮没有反应，或如果护士评估，则应该呼叫"情况 C"。工作人员也应该联系合适的会诊服务来处理患者。（例如，合适的疼痛服务、姑息治疗服务、慢性疼痛服务、UPCI（匹兹堡大学癌症研究所）疼痛项目或毒理学治疗项目）
7. 按医嘱输入纳络酮，直到患者有反应。此时停用纳络酮并再次评估患者情况。纳络酮输入不应造成疼痛或加重阿片类药物的撤药反应。
8. 如果患者没有反应，继续按原速度输入纳络酮。如果使用一个安瓿纳络酮后患者仍没有反应，检查患者是否存在其他导致镇近乎呼吸抑制的原因。
9. 保留纳络酮注射器。纳络酮的作用时间较大部分阿片药物短很多。所有可能需要在 30 分钟内第二次输入纳络酮。工作人员或咨询服务因该评估再次使用纳络酮的需要是否合理。若再次使用纳络酮，请联系 UPCI 疼痛项目或毒理学治疗项目组。
10. 工作人员或咨询服务因该决定使用多少额外的纳络酮。接受过长效阿片药物、硬膜外镇痛、高剂量阿片药物和（或）间断苯二氮药物治疗的患者需要其他的监护措施。纳络酮造成的呼吸抑制部分可逆，这并不证明阿片药物是始发原因。应该评估患者以决定是否存在其他加重阿片药物副作用的药物。应该对患者进行特殊评估，以及判断是否有监护的需要，拒绝接受 ICU 处理和监护的患者，经医生和患者直近亲属同意，可以保留目前的监护设备。

    最低的监护要求：生命体征监测（RR、BP、HR），脉氧饱和度和疼痛评分（1 小时内每 15 分钟一次，之后 1 小时内每 30 分钟一次）。
11. 再次评估导致使用纳络酮的事件。在使用高剂量阿片药物的病例中，再次评估疼痛治疗计划。考虑减少 50%的阿片药物。当患者容易唤醒且 RR>9 时，恢复阿片药物的使用。
12. 医生、护士和治疗专家应该记录每个治疗过程，并报告使用纳络酮，以处理药物相桂的不良事件。

Joint Commission Journal on Quality and Patient Safety

快速反应系统的实例

应急医疗团队和快速反应系统：发现、治疗和预防低血糖症

Monica DiNardo, C.R.N.P.
Michelle Noschese, C.R.N.P.
Mary Korytkowski, M.D.
Stephanie Freeman, M.D.

Series Editors: Michael A. DeVita, M.D., Rinaldo Bellomo, M.D., Kenneth Hillman, M.D.
Readers are invited to submit inquiries regarding their own case studies on rapid response systems to Steven Berman (sberman@jcaho.org) or Michael A. DeVita (devitam@upmc.edu).

在本文中，我们报道了一个案例，用于证明通过使用快速反应系统获得的成功，而这个系统是开始于事件的检测和回应。本文也报道了发生在回应一个患者一系列严重低血糖事件中的执行和质量改善（QI）过程，这最终将有助于患者安全的系统性改善。

设置

应急医疗团队（MET）1988 年诞生于 Pittsburgh 医学中心- Presbyterian 大学，一个城市的研究院医学中心。这家拥有 716 张病床的城市三级医疗保健医院每个月容纳大约 1000 个患者住院，并且是一个由 19 所医院组成的医院系统的排头兵。在快速反应系统（RRS）下建立了危机干预的客观标准，通过一个过程改善的系统进行全院的培训和反馈之后，应急医疗团队项目的积极影响在我们医院得到了实现。

快速反应系统有四个不同的构成：（1）通过启动反应进行事件检测；（2）该团队对事件的反应；（3）对于整个过程改善的质量改善回顾；（4）执行上的监管。该团队的所有成员都经历了“危机团队培训”，一个全规模的刺激课程，强调团队功能的组织和协调合作性。两个 ICU（ICU）的护士，一个急症监护主治医生，一个急症监护访问学者，以及两个呼吸治疗师，轮班接受呼叫的职责，每天提供 24 小时的服务。应急医疗团队和住院服务医生相互联系，后者在快速反应系统被激活后，也对患者危机事件进行回应。尽管应急医疗团队没有接受糖尿病管理方面的专业化培训，但所有的医院护士都在糖尿病处理程序上进行了培训，包括低血糖症治疗程序（HTP）（附录 1）

病例报告

一名有 30 年 1 型糖尿病史并发周围神经和自主神经病变以及终末期肾病的 45 岁妇女因欲行右下肢截肢术来住院。在这次住院之前 1 年，该患者在进行心脏导管检查过程中出现了下肢的胆固醇栓子栓塞。之后，她曾因坏疽而住院接受左小腿截肢术和右足几个足趾切除术。在她每次住院过程中，血糖控制较困难，需要住院患者糖尿病服务方面的会诊。在最近的这两次住院中，她经历了三次严重的低血糖发作，每一次都伴随神志状态的恶化，并都呼叫了应急医疗团队（MET）。

Joint Commission Journal on Quality and Patient Safety

低血糖症，尽管它本身不是呼叫应急医疗团队的原因，但在没有特殊干预的机制下可以很快导致神经系统低血糖症。如果血糖水平<18mg/dl未予治疗，可以导致癫痫、脑病和脑细胞死亡。这个患者在最近的两次住院期间，两个月中独立地发生了三次低血糖导致癫痫发作和呼吸抑制而出现突然意识丧失。每次员工护士都依据医院的低血糖症治疗程序启动了恰当的治疗方法，并立即静脉给予葡萄糖，激活快速反应系统，而且在应急医疗团队准备抢救复苏前进行监护护理时血糖测试。

尽管避免了灾难性的结果出现，该患者经常性的严重低血糖促使应急医疗团队回顾委员会建立了质量改善团队，糖尿病患者安全委员会（DPSC）来调查研究这些事件的前兆。糖尿病患者安全委员会，一个自2000年起每月会面1次的学科间团队，应应急医疗团队之请调查2000年早些时候发生的一些严重的低血糖事件。对那时计算机化的实验室记录的进一步调查显示在8个月（2001年1月至8月）中，平均每个月大约500起低血糖事件发生。尽管这些事件中大多数都较轻微（60～69mg/dl）或中度（50～59mg/dl），但如果没有及时的识别和治疗，尤其是在急性疾病的情况下患者的体液调节反应可能被抑制，这时任何程度的低血糖都可能恶化至严重的事件发生。

糖尿病患者安全委员会通过建立并执行由护士主导的低血糖治疗程序和相关的培训项目来改善低血糖事件的早期检测和治疗反应时间，而其中的低血糖被定义为血糖<70mg/dl。这一过程与改善护士们在识别患者低血糖并启动治疗方面的知识和信心密切相关。糖尿病患者安全委员会被要求进行本病例中的患者发生反复严重低血糖的基础原因分析。它的职责是和应急医疗团队合作，识别出血糖管理过程中的系统薄弱环节，并提供改善血糖控制困难患者监护的建议和意见。

这三次低血糖事件的分析产生了一些重要的发现，这将促进指令标准化和培训医生过程的改善。

讨论

糖尿病患者安全委员会的回顾分析发现该患者的三次低血糖事件，每次都是可预测的。

系统的过程改善被认为是帮助避免将来类似事件再次发生的一种方法。第一次低血糖事件发生在该患者接受右足第三、四足趾切除术后的一天，这时她的摄入明显减少。第二次低血糖事件发生在她从急症监护病程转至康复病房时。第三次低血糖事件发生在她接受右足踇趾切除术的前一天。上述每一次，该患者当时都是处在压力下，她的住院环境改变，或她在医院的两个病房间转移。此外，她现在的胰岛素用法和她在家治疗时明显不同，低剂量的计划和高剂量的变化的用量。基础原因分析提示了在胰岛素治疗患者的治疗管理方面的临床知识缺乏和不同医院病区间的协调欠缺。与第三次低血糖事件相关的毛细血管血糖水平和胰岛素剂量列于表1中。

糖尿病患者安全委员会指出即使患者饮食正常，也不能给以营养用胰岛素。该患者家庭胰岛素用法包括三部分：基础用量（长效glargine胰岛素），饮食用量（短效胰岛素，仅在进食时给予）和调整胰岛素（剂量可变，短效胰岛素代偿其目标水平之上的血糖升高）。如果没有餐前饮食剂量的胰岛素，该患者在餐后血糖水平就会明显升高，分隔两到三个小时快速给予一些大剂量的可变胰岛素。对于有慢性肾病的患者，这种胰岛素的集中累积现象将会导致胰岛素在血液中累积，最终导致严重的低血糖。这

Joint Commission Journal on Quality and Patient Safety

表 1. 与该患者第三次低血糖事件相关的毛细血管血糖水平和胰岛素剂量

日期/时间	7：30	12：30	16：00	18：15	21：00	0：00	4：00
血糖 mg/dl	95	267	424	>500	354	170	29
饮食?	Yes	Yes	No	Yes	No	No	
基础胰岛素组成	16 单位 glargine 胰岛素						
饮食胰岛素组成	No	No	N/A	No	N/A	N/A	
可变胰岛素组成	0	6 单位常规胰岛素	12 单位常规胰岛素	20 单位常规胰岛素	10 单位常规胰岛素	2 单位常规胰岛素	

一发现促使糖尿病患者安全委员会解决医生和护士在各种胰岛素剂型药物动力学和胰岛素累积风险，尤其是有肾功能不全的患者方面明显的知识缺乏的问题。在患者转科时护理者之间进行交流也能影响到护理的连续性。因此，确保登记记录以前的胰岛素剂量并有效的传给执行随后剂量的医生，这一过程已经被启动。

在糖尿病患者安全委员会的调查促使护理管理设计在一些水平上发生变化的基础上，一些过程的改善也被执行。首先，评估培训的需要，识别出欠缺之处，为医生和护士员工开展正式和非正式的培训会。其次，在整个医院建立并执行一些血糖管理程序来帮助改善开具胰岛素的临床实践、标准化管理和促进不同病房间转科更顺畅。糖尿病患者安全委员会设立并执行了下面的程序：

- 皮下胰岛素注射管理的胰岛素医嘱单
- 住院患者胰岛素泵治疗指南
- 急症监护病房患者持续静脉输注胰岛素程序
- 糖尿病酮症酸中毒的医嘱单
- 围手术期血糖管理指南

糖尿病患者安全委员会提供了在执行程序上的行政监管，辅以使用过程改善系统评估其安全性和有效性。

正在进行的对安全性和有效性的评估对于旨在医院血糖管理的任何项目的成功都是不可或缺的一部分。例如，旨在控制患者血糖水平在 80～110mg/dl 的强化胰岛素治疗的发病率和死亡率在内科和外科患者中是不同的。此外，在 ICU 患者中想要达到类似的血糖水平表明在患者安全性和有效性上存在差异，正如所测得的低血糖事件频率增加那样。自 2003 年引入后我们医院监测了内科 ICU 静脉注射胰岛素程序的安全性和有效性。到目前为止，仍在进行中的该程序对患者结果影响的评估还未发现低血糖发生频率的增加。

最后，自 2001 年糖尿病患者安全委员会调查了我们医院高血糖（定义为血糖 [BG] >200mg/dl）和低血糖（定义为血糖 [BG] <70mg/dl）的发生频率、严重性和流行病学。我们的记录显示接受了大剂量皮质激素的患者中大于 64%出现了高血糖，有的甚至没有糖尿病史。这一发现促使在给予皮质激素时进行快速血糖监测和预防性使用胰岛素。

Joint Commission Journal on Quality and Patient Safety

目前的数据表明1/4的住院患者患有糖尿病或高血糖。得到广泛共识的是这些患者予以强胰岛素管理能够改善死亡率和发病率。在这些强势疗法中确保患者安全所作的努力目前已成为许多医院优先考虑的重点。在我们医院应急医疗团队在支持预防性用药以推动日益增加病患人群中的安全实践方面发挥了积极的角色。

结论

本文所提供的这个病例证实了在我们医院快速反应系统是如何工作来干预预防我们医院那些经历不幸事件的患者出现灾难性的结果。由于这些事件，患者护理实践中的可能问题被当作是一种激发在改善患者安全方面做出努力的方法。正像这个病例报道中描述的那样，快速反应系统对患者胰岛素治疗相关安全的影响，开始于护士员工识别出低血糖症状，启动治疗程序，并及时呼叫应急医疗团队。这些事件的前兆也被识别和分析，用以指导质量改善策略。最后，行政上的监管和支持促进了治疗糖尿病和高血糖患者的新过程、步骤和程序的开展和执行，明显改善了患者的安全。

Monica Dinardo, C. R. N. P. , is Project Manager, Inpatient Diabetes Initiatives, Department of Endocrinology and Metabolism; **Michelle Noschese**, C. R. N. P. ,is the Nurse Practitioner, Inpatient Diabetes Service and Inpatient Diabetes Initiatives. **Mary Korytkowski**, M. D. ,is Professor, Department of Medicine, and Director, Inpatient Diabetes Initiatives; and **Stephanie Freeman**, M. D. ,formerly Clinical Fellow, Department of Critical Care Medicine, School of Medicine, University of Pittsburgh Medical Center, Pittsburgh. Please address correspondence to Monica DiNardo, dinardomm@upmc. edu.

参考文献

1. Faraida M. I. , et al. : Improving the utilization of medical crisis teams (Condition C)at an urban tertiary care hospital, J Cril Care 18: 87 - 94, Jun. 18,2003.
2. DeVita M. , et al,: Improving medical emergency team(MET) performance using a novel curriculum and a full - scale human simulator. Qual Safety Healthcare 14:326 - 331,Oct. 2005.
3. DiNardo M. ,et al. : A nurse - directed protocol for recognition and treatment of hypoglycemia in hospitalized patients. Pract Diabetol 37 - 40,Nar,2005.
4. Cryer P. E. , Davis S. N. ,Shamoon H,: Hypoglycemia in diabetes. Diabetes Care26 (6): 1902 - 1912,Jun. 2003.
5. Ayrer R, B,: Hypoglycemic brain damage. Metab Brain Dis 19:169 - 175,Dec,2004.
6. Korytkowski M. T. , et al. :Evolution of a Diabetes Inpatient Safety Committee. Endocr Pract,in press.
7. DiNardo M. , Korytkowski M. , Siminerio L. : Follow - up of a nurse directed hypoglycemia protocol [abstract] . Diabetes 52 (suppl 2), A206, 2006. http://scientificsessions. diabetes. org/Abstracts/index. cfm? fuseaction = Locator. SearchAbstracts.
8. van den Berghe G. , et al. : Intensive insulin therapy in the critically ill patients. N Engl J Med 345:1259 - 1367, Nov. 8,2001.
9. van den Berghe G. , et al. : Intensive insulin therapy in the medical ICU. N Engl J Med 354:449 - 461, Feb. 2,2006.
10. Egi M. , et al. : Intensive insulin therapy in postoperative intensive care unit patients: A decision analysis. Am J Respir Crit Care Med 173:407 - 413,Feb. 15,2006. Epub Oct. 20,2005.
11. Rea R. S. , et al. : Intravenous insulin infusion protocols in the intensive care unit: Implementation through multidisciplinary involvement, Am J Health System Pharm, in press.
12. Donihi A. C. , et al. : Prevalence and predictors of corticosteroid related hyperglycemia in hospitalized patients, Endocr Pract, in press.
13. Garber A, Seidel J. , Armbruster M. : Current standards of care for inpatient glycemic management and metabolic control: Is in time for definite standards and targets? Endocr Prac 10(suppl 2): S10 - S12,Mar. Apr. 2004.
14. Krinsley J. L. : Intensive glycemic management in critically ill patients. Jt Comm J Qual Patient Saf 31:308 - 312, Jun. 2005.
15. Clement S. , et al. : Management of diabetes and hyperglycmia in hospital. Diabetes Care 27:553 - 591, Feb. 2004. Erratum in:Diabetes Care 27:85, Mar. 2004. Hirsch LB. : Dosage error in text. Diabetes Care 27:1255,May 2004.
16. DeVita M. A. , et al. : Use of medical emergency team (MET) responses to reduce hospital cardiac arrests. Qual Saf Healthc 13: 251 - 254, Aug. 2004.

Joint Commission Journal on Quality and Patient Safety

附录1. 低血糖症治疗程序的文档记录

UPMC University of Pittsburgh Medical Center 低血糖症治疗程序的文档记录

表格记录部分过程中将表格归档

1588-01-U

此处影印患者证件

一般信息：

- 如果患者经历了任何低血糖症状包括苍白、皮肤湿冷、饥饿、睡眠后不恢复、疲乏、头疼、混乱、出汗和易激惹，进行末稍血血糖测试。
- 如果床旁血糖<70，立即重复床旁测试以确证，并且不要延误低血糖治疗。
- 如果患者正口服如下磺脲类降糖药：

格列吡嗪（利糖妥），格列本脲（Glynase，Micromase，DiaBeta），格列美脲（亚莫利），氯磺丙脲（特泌胰），妥拉磺脲（Tolinase），控制这些磺脲类药，并遵循下面的表格，每4个小时测试1次血糖，持续24小时，然后立即请糖尿病会诊（呼叫#1082）

（续表）

Joint Commission Journal on Quality and Patient Safety

附录1. 低血糖症治疗程序的文档记录

记录低血糖水平（BG）：________ 日期：________ 时间：________ 病房号：________

呼叫的病人血糖50~69

1. 给予下面处理之一（核对给予的处理）
   - □ 4盎司橙汁或苹果汁
   - □ 3个全麦饼干
   - □ 1管葡萄糖胶（如果能咽下稠的液体）
   - □ 如果NPO或不能吞咽：20ml D50 静脉并开始静脉予以D5W每小时100ml
   - □ 如果不能吞咽也没有静脉途径：1mg 胰高血糖素肌肉注射

   给予的时间：________
2. 通知MD（如果可以的话，核实静脉用品、用量、速度和时间

   时间：________

   通知的MD：________
3. 15分钟再核实血糖：________

呼叫的病人血糖<50

1. 给予下面处理之一（核对给予的处理）
   - □ 8盎司牛奶（或橙汁/苹果汁）和3个全麦饼干
   - □ 2管葡萄糖胶（如果能咽下稠的液体）
   - □ 如果NPO或不能吞咽：50ml D50静脉（1amp）并开始静脉予以D5W每小时100ml
   - □ 如果不能吞咽也没有静脉途径：1mg 胰高血糖素肌肉注射

   给予的时间：________
2. 通知MD（如果可以的话，核实静脉用品、用量、速度和时间

   时间：________

   通知的MD：________
3. 15分钟再核实血糖：________

意识状态下降的病人血糖<70

1. 给予下面处理之一（核对给予的处理）
   - □ 50ml D50静脉（1amp）并开始静脉予以D5W每小时100ml
   - □ 如果没有静脉途径：1mg 胰高血糖素肌肉注射

   给予的时间：________
2. 如果意识状态从基础水平有变化，呼叫Condition C

   呼叫时间：________
3. 通知MD（如果可以的话，核实静脉用品、用量、速度和时间

   时间：________

   通知的MD：________
4. 15分钟再核实血糖：________

1.若15分钟血糖<70，则应重新治并每时段通过MD　记录给予的治治疗措施：______
2.在二次治疗后每15分钟记录血糖　血糖：____ 时间：_____ 注册护士：______

---

1. 若二次治疗后15分钟血糖仍然<70，则应重新治并每时段通知MD　记录给予的治疗措施：____
2. 考虑请糖尿病会诊（呼叫#1082）
3. 在三次治治疗后每15分钟记录血糖　血糖：______ 时间：______ 注册护士：_______
4. 若二次治疗后15分钟血糖仍然<70，则应使用个体治疗。请糖尿病会诊（呼叫#1082）

*若患者应用了胰高血糖素，应马上给予口服糖（若患者可以吞咽）或按照既定的原则静脉给予D5W。胰高血糖素不应再次使用。

表格编号：PUH-1360　　上次修订日期：12/01/2004

October 2006　Volume 32 Number 10